Der Schiffsarzt.

Leitfaden
für
Aerzte und Kandidaten der Medizin.

Mit Angabe der Reedereien, ihrer Linien und Anstellungsbedingungen und Berücksichtigung aller einschlägigen Fragen.

Von

Dr. **M. Brenning** und Dr. **E. H. Oppenheimer**
Abt.-Arzt. Ostkrankenhaus, Berlin.   Augenarzt, Berlin-Zehlendorf.

Dritte vermehrte und verbesserte Auflage.
Mit 8 Textfiguren.

Springer-Verlag Berlin Heidelberg GmbH 1914

Alle Rechte vorbehalten.

ISBN 978-3-662-34370-8   ISBN 978-3-662-34641-9 (eBook)
DOI 10.1007/978-3-662-34641-9

Vorwort zur ersten Auflage.

Der Aufforderung des Herrn Verlegers, eine Art Vademecum für Schiffsärzte der deutschen Handelsmarine zu schreiben, sind wir gern nachgekommen — wie oft sind wir doch von reiselustigen Kollegen, die von unseren Seereisen erfahren hatten, nach allem Möglichen ausgefragt worden —, um so lieber, als wir eingesehen haben, dass unter den Kollegen im allgemeinen eine grosse Unkenntnis der einschlägigen Fragen herrscht.

Wenn wir auch für denjenigen, der schon viele Reisen als Schiffsarzt gemacht hat, nicht viel Neues bringen, so hoffen wir doch, unsern Zweck erfüllt zu haben, nämlich den **Anfänger** über alles zu orientieren, was er wissen muss, ehe er seine erste Reise antritt. Da es aber Vollkommenes nicht gibt, und wir uns wohl bewusst sind, dass auch dieses Werkchen Lücken und Mängel aufweisen dürfte, so werden wir Anregungen zu Verbesserungen stets dankbar annehmen.

Für die bereitwillige Auskunft, die uns von den Reedereien, besonders von Herrn Generalsekretär Umbach (Nordd. Lloyd), sowie dem Chefarzt der Hamburg-Amerika Linie, Herrn Dr. Günther, und dem Senior der Lloydärzte, Herrn Dr. Fischer, erteilt worden ist, fühlen wir uns verpflichtet, an dieser Stelle unsern Dank auszusprechen.

Mögen die Leser dieser Schrift ebenso viele glückliche und genussreiche Stunden auf ihren Seereisen erleben, wie sie den Verfassern zuteil geworden sind!

Berlin, im März 1909.

Vorwort zur zweiten Auflage.

Mannigfache Aenderungen im Betriebe der Reedereien haben uns in der so bald notwendig gewordenen zweiten Auflage eine durchgreifende Umarbeitung und Erweiterung verschiedener Kapitel des Buches angezeigt erscheinen lassen, wobei die uns von Kollegen in dankenswerter Weise zugegangenen Anregungen und Kritiken soweit wie möglich Berücksichtigung fanden. Besonderen Dank schulden wir den Herren, welche uns, wie bereits bei der ersten Auflage, so auch diesmal wieder in liebenswürdigster Weise ihre Unterstützung zuteil werden liessen.

Berlin, im September 1911.

Vorwort zur dritten Auflage.

Die zahlreichen Neuerungen der letzten zwei Jahre wurden in dieser Ausgabe unseres Führers nach Möglichkeit berücksichtigt. Ausser einzelnen Streichungen entbehrlichen Textes und vielen neuen Zusätzen wurde ein Register beigefügt. Den geäusserten Wunsch, wir möchten die Häfen ausführlicher behandeln sowie die Tropenkrankheiten berücksichtigen, glaubten wir aus Mangel an Raum nicht erfüllen zu können. Ueber erstere kann man sich aus den gratis verabfolgten illustrierten Reiseführern der grösseren Reedereien unterrichten und der Hinweis auf die im Text zitierten Lehrbücher für die Tropenkrankheiten dürfte hier genügen. Denn wer nach den Tropen fährt, wird — oder sollte — den Wunsch haben, sich nach Möglichkeit über diese ihm meist fernstehenden Krankheiten vorher genau zu orientieren.

Besonderen Dank schulden wir wiederum den Herren, die uns in liebenswürdigster Weise mit Material unterstützt haben. Für weitere Anregungen und kritische Mitteilungen aus dem Leserkreise — namentlich von Seiten aktiver Schiffsärzte — sind wir stets dankbar. Von dem regen Interesse der Kollegen zeugt unsere Korrespondenz — vergeht doch kaum eine Woche ohne briefliche Anfragen. Wir möchten nur die Bitte aussprechen, diesen Anfragen ein frankiertes Kouvert für die Antwort beizulegen.

Berlin, im November 1913.

Dr. Brenning.   **Dr. Oppenheimer.**

Inhaltsübersicht.

Seite

Vorwort.

Kapitel I. Einleitende Bemerkungen über den schiffsärztlichen Beruf . . . . 1—6
Zunehmender Bedarf an Schiffsärzten. — Vorteile und Nachteile des Berufes. — Erwerbsverhältnisse. — Pflichten des Schiffsarztes.

Kapitel II. Schiffahrtsgesellschaften . . . . 6—24
Deutsche Reedereien, die Schiffsärzte beschäftigen. — Verpflichtung zur Führung eines Schiffsarztes. — Zahl der Schiffsärzte. — Dauer der Reisen im allgemeinen. — Die verschiedenen Linien des Norddeutschen Lloyd, der Hamburg-Amerika Linie, der Hamburg-Südamerikanischen Dampfschiffahrtsgesellschaft, der Deutschen Dampfschiffahrtsgesellschaft „Kosmos", der Deutschen Ost-Afrika-Linie und der Woermann-Linie.

Kapitel III. Bewerbung um Schiffsarztstellen und Anstellungsbedingungen der Reedereien 25—36
Gang der Bewerbung. — Vermittlungsbedingungen des Leipziger Verbandes. — Vereinbarte Anstellungsbedingungen. — Anstellungsbedingungen der Hamburg-Amerika Linie. — Besondere Bestimmungen einzelner Reedereien. — Der Deutsche Schulschiffverein.

Kapitel IV. Vorbereitungen und Ausrüstung zur Reise . . . . 36—50
Vertretung. — Versicherung. — Gelddispositionen. — Berufliche Ausrüstung. — Instrumente. — Bücher. — Sprachstudien. — Sonstige Reisebeschäftigungen. — Uniform. — Mützen. — Oberkleider. — Oberwäsche. — Unterwäsche. — Kofferfrage. — Post.

Kapitel V. Formalitäten beim Dienstantritt 50—54
Dienstantritt bei der Hamburg-Amerika Linie. — Heuerbureau, Hafenarzt. — Anmusterung. — Abmusterung. — Dienstantritt beim Norddeutschen Lloyd. — Dienstantritt bei den übrigen Reedereien.

VIII Inhaltsübersicht.

Seite

Kapitel VI. Apotheke und Hospital . . . . 54—62
 Lage der Apotheke. — Inhalt der Apotheke
 im allgemeinen. — Defektliste. — Arztzimmer.
 — Lage und Grösse des Hospitals. — Turnhalle.
 — Bäder. — Heilgehilfe.

Kapitel VII. Der Dienst an Bord . . . . . . 62—73
 Untersuchung der Zwischendecker. — Runde
 an Bord. — Sprechstunde. — Impfung. — Quarantäne. — Hafendienst. — Urlaub. — Schreibarbeit.
 — Stellung des Arztes an Bord.

Kapitel VIII. Wichtigere, an Bord vorkommende Krankheiten . . . . 73—79
 Seekrankheit. — Obstipation. — Magendarm-,
 Lungen-, Zahnleiden. — Infektionskrankheiten.
 — Todesfälle. — Geburten. — Geisteskrankheiten.
 — Aeussere Krankheiten. — Verletzungen. —
 Hitzschlag. — Operationen.

Anhang . . . . 80—93
 Seemannsordnung. — Quarantäneatteste. —
 Inhalt der Apotheke. — Flotten der Gesellschaften.

Register . . . . 94—96

I. Kapitel.

Einleitende Bemerkungen über den schiffsärztlichen Beruf.

Die deutsche Handelsflotte hat in den letzten Jahrzehnten bekanntlich einen überraschenden Aufschwung erlebt. Wenn wir erwähnen, dass sich allein in den Jahren 1890 bis 1910 z. B. die Zahl der Seeschiffe der Hamburg-Amerika-Linie verfünffacht, die Gesamttonnage dieser Gesellschaft verzehnfacht und die Anzahl der von ihr pro Jahr beförderten Passagiere annähernd versechsfacht hat[1]), so kann man sich eine ungefähre Vorstellung von jenem Aufschwung machen. Ents rechend der Steigerung des Passagierverkehrs und auch Dank einer richtigeren Würdigung aller sanitären Verhältnisse von seiten aller Staaten (verschärfte sanitäre Gesetze usw.) wie auch höherer Ansprüche der Passagiere hat sich für die Reedereien die Notwendigkeit ergeben, weit mehr Schiffsärzte als früher anzustellen und deren Leistungen höher zu bewerten.

Unter den Kollegen findet eine nicht immer ganz gerechte Beurteilung des schiffsärztlichen Berufes statt. Dieser verdient es aber, selbst wenn er nur als Uebergangsstadium zu einem anderen aufgefasst wird, in gleichem Sinne wie jede andere ärztliche Sondertätigkeit beurteilt zu werden; und als solche hat er naturgemäss ebensowohl seine Schatten- wie seine Lichtseiten. Im folgenden wollen wir in aller Kürze die hauptsächlichsten **Vorteile** und **Nachteile** des Berufs erörtern.

Freude am Reisen, die alte deutsche Wanderlust ist es, die die meisten zum Berufe des Schiffsarztes lockt. Welch andere Berufsart ausser der eigentlich seemännischen böte auch eine solch angenehme, eine solch bequeme und dabei

---

[1]) Aehnlich liegen die Verhältnisse beim Norddeutschen Lloyd, welcher von allen Reedereien den grössten Anteil am Passagierverkehr aufweist.

nicht nur kostenfreie, sondern stets leidlich lukrative Gelegenheit, sich die Welt anzusehen? Manche Schiffsärzte, — wir rechnen uns dazu — lockt zum Reisen auch die See an sich, die einen derart unwiderstehlichen Zauber ausübt, dass man sich so recht erst freut, wenn das Land ausser Sicht ist. Viele Schiffsärzte reisen auch aus anderen Gründen: Der eine sucht Erholung von den Strapazen einer ausgedehnten Praxis oder nach überstandener Krankheit, ein anderer hat vielleicht die Nebenabsicht, auf diese bequeme Art einen günstigen Niederlassungsort im Ausland für die künftige Praxis auszukundschaften, ein dritter will an Bord oder im Auslande besondere Studien treiben oder Verwandte und Bekannte in fremden Weltteilen bei dieser Gelegenheit aufsuchen, ein anderer auf die Jagd gehen usw.

Eine eigentliche Untersuchung der eintretenden Schiffsärzte auf ihren Gesundheitszustand geschieht nicht mehr. In Bremen wird vorausgesetzt, dass sie völlig gesund sind. Von der Hamburg-Amerika Linie wird seit kurzem — aus gegebenem Anlass — ein (von einem dem Bewerber bekannten Arzte ausgestelltes) Gesundheitsattest verlangt.

Kollegen, die schwer herzleidend, nervenleidend, auch nur schwer neurasthenisch sind, möchten wir eine Reise als Schiffsarzt im allgemeinen ohnehin nicht empfehlen; dazu ist nicht nur der Dienst häufig zu anstrengend, sondern auch das Leben an Bord, die Unruhe der Häfen und manch andere Umstände wirken psychisch nicht immer günstig.

Verheirateten Kollegen möge gesagt sein, dass weder Frau noch andere Angehörige als Passagiere im allgemeinen auf demselben Dampfer fahren dürfen, wenigstens ist dies bei der Hamburg-Amerika Linie (wie für jeden Angestellten) strikte verboten. Auch wird denselben keine Preisvergünstigung gewährt, selbst wenn sie mit andern Dampfern fahren.

Zu den genannten Vorteilen des schiffsärztlichen Berufes kommt noch hinzu, dass der Arzt in gesellschaftlicher Hinsicht zumeist einen angenehmen, jedenfalls abwechslungsreichen Verkehr, zumal auf den grösseren Dampfern, hat. Auf kleinen Dampfern freilich ist der Arzt auf der Reise selbst fast nur auf die Gesellschaft von Kapitän und Offizieren angewiesen, was manchem übrigens sympathischer ist als die oft übliche kosmopolitische Gesellschaft an Bord[1]). Die Sicherheit, welche die verant-

---

1) Ueber die Bildungsstufe der Schiffsoffiziere kursieren im Inland oft ganz merkwürdige Ansichten. Ein sonst sehr schätzenswerter Kollege äusserte sich kürzlich unter anderem

wortliche Stellung des auf sich selbst angewiesenen Schiffsarztes ihm verleiht — Krankenhaus und Konsilium gibt es da nicht —, und eine gewisse gesellschaftliche Gewandtheit, die nicht jeder Kollege mitbringt, aber sich oft an Bord aneignet, sowie gelegentlich auf dem Schiff gewonnene Beziehungen können dem Arzt wohl auch später in der eigenen Praxis zugute kommen.

In **beruflicher** Hinsicht hat man auf grösseren Dampfern immerhin soviel zu tun, dass keineswegs medizinische Kenntnisse notwendigerweise eingebüsst werden; zweifellos hat man mehr zu tun, als die meisten Anfänger in ihrer Praxis am Lande und vor allem, man erwirbt sich einen hohen Grad von **Selbständigkeit**, da man ganz auf eigene Kräfte angewiesen ist. Auf kleineren Dampfern allerdings sieht man in der Regel nur wenig Fälle[1]. Doch kann derjenige, welcher den nötigen Ehrgeiz besitzt, gerade hier seine freie Zeit zu allerhand nutzbringenden Studien verwenden und in den Zwischenhäfen durch fleissigen Besuch der Hospitäler eine Menge medizinischer Kenntnisse erwerben, wie sie ihm sonst selten geboten werden. Wir können daher durchaus nicht der Ansicht beistimmen, dass der Schiffsarzt beruflich degenerieren muss, wir vermuten vielmehr, dass, wo dies der Fall ist, nicht dem Berufe selbst, sondern der Person ein gut Teil der Schuld zuzuschieben ist. Dass der Schiffsarzt keine spezialistischen Kenntnisse zur See erwirbt, die sich am Lande ohne Weiteres verwerten lassen, wie etwa der Assistent an irgend einer Klinik, ist allerdings zuzugeben[2].

Mit Recht weist aber Paull in der „Ztschr f. Balneologie" darauf hin, dass „der Schiffsarzt mit berufen ist, die Probleme der Thalassotherapie zu lösen. Ueber die Zusammensetzung der Meeresluft, insbesondere über ihren Gehalt

---

folgendermassen: „Ich würde ganz gern Schiffsarzt auf kürzere Zeit sein, aber der Verkehr mit diesen Leuten ist doch eines Arztes unwürdig." Es ist klar, dass Aerzte mit einem solchen akademischen Bildungsdünkel sich niemals auf einem Schiffe wohl fühlen können. Die Verfasser haben im Gegensatz zu obiger Aeusserung eine Menge hochgebildeter und prächtiger Menschen gerade im Offizierkorps gefunden.

1) Dafür unter Umständen aber recht seltene, z. B. Beriberi und andere tropische Krankheiten.

2) Aeltere Schiffsärzte werden übrigens neuerdings unter günstigen Bedingungen zu Fortbildungskursen beurlaubt.

an Radiumemanation, Brom-Jodsalzen und Kochsalz, über ihre Staub- und Keimfreiheit, ihren Reichtum an Ozon und Sauerstoff, ihre Armut an Kohlensäure usw. liegen nur sehr dürftige Nachrichten vor, die eine Differenzierung der einzelnen Meeresgebiete zudem vollständig vermissen lassen. Auch hinsichtlich des Einflusses der Meeresluft auf den Stoffwechsel ist seit Beneke (Ende der 70er Jahre) wenig veröffentlicht worden. Ueber die Veränderungen der Blutbeschaffenheit unter dem Einflusse der Meeresluft liegen ebenfalls nur wenige Berichte vor."

Was die Erwerbsverhältnisse des Schiffsarztes anbelangt, so ist seine Stellung in dieser Hinsicht meist besser als die des angehenden Arztes am Lande, wenigstens nach unserer Ansicht. Der Schiffsarzt hat bereits im ersten Jahre seine Gage von 1800 M. bez. mehr (vgl. S. 27), dazu kommen Getränkekompetenzen, von denen er unter Umständen auch Einiges auf die Seite legen kann, ausserdem sind zu berücksichtigen die Honorare der Passagiere, die je nach der Fahrt mehr oder weniger reichlich zufliessen[1]). Auf allen Linien ist es jetzt gestattet, dass der Arzt den Passagieren I. Klasse eine Rechnung überreicht[2]), wenn sie schon krank an Bord kommen, während er früher gewissermassen auf freiwillige Gaben angewiesen war. Bleibt der Schiffsarzt ein paar Jahre — 1½ bis 2 — im Dienst, so kann er sicher sein, dann einen guten Dampfer mit guten Einnahmen zu erhalten. Zu diesen Dampfern gehören z. B. bei der Hamburg-Amerika-Linie, nicht nur, wie früher, die New Yorker, sondern vor allem auch die grossen La Plata-Dampfer, ferner jene nach Nordbrasilien, Mexiko und Mittelbrasilien; beim Lloyd vor allem die Reichspostdampfer.

Es kann vorkommen, dass der Schiffsarzt auf einer einzigen kurzen Reise mehrere hundert Mark extra verdient,

---

1) Für rechtzeitige Entdeckung und Isolierung eines Pockenfalles im Zwischendeck zahlt der Lloyd eine Extra-Vergütung von 300 M. Für auf Wunsch der Angehörigen eines an Bord Verstorbenen vorgenommene „Einbalsamierung" erhält beim Lloyd der Arzt von den ersteren 400 M., in welche sich jedoch unter Umständen beide Aerzte teilen, bei der Hamburg-Amerika Linie 300 M. in der Kajüte, 200 M. im Zwischendeck. Doch sind solche Fälle ziemlich selten.

2) „Liquidieren" und „Geld erhalten" sind aber auch auf See zweierlei Begriffe. Der gewandte Schiffsarzt wird zwar bald Mittel und Wege finden, um sein Recht durchzusetzen.

während er auf der nächsten vielleicht kaum 50 M. Einnahmen hat. Berücksichtigt man fernerhin, dass der Schiffsarzt Wohnung und Verpflegung frei hat, dass seine persönlichen Ausgaben im ganzen geringer sind als die des Arztes am Lande, und dass vor allem sämtliche Praxisspesen wegfallen, so muss zugegeben werden, dass derselbe pekuniär durchaus nicht schlecht gestellt ist.

Ein Uebelstand ist freilich zu erwähnen, der am Beruf des langjährigen Schiffsarztes haftet, den er aber mit manchen anderen teilt: Geht der Schiffsarzt ab, so hat er die beste Zeit versäumt, sich den Grundstock zu einer Praxis zu legen. Er ist daher genötigt, wieder von vorn anzufangen, falls es ihm nicht gelingt, irgendwo eine feste gesicherte Stellung zu erlangen. Andererseits haben aber manche frühere Schiffsärzte infolge ihrer auf den Reisen erworbenen Sprachkenntnisse oder gemachten Bekanntschaften sowohl im In- wie im Auslande eine recht einträgliche oder sogar glänzende Praxis gefunden[1]).

Zum Schlusse noch ein kurzes Mahnwort an die Kollegen, welche beabsichtigen, als Schiffsarzt zu fahren. Wie jeder Beruf, so erfordert auch nicht zuletzt derjenige eines Schiffsarztes Pflichten. Nehme es hierin niemand zu leicht, weil er vielleicht der Ansicht ist, der Schiffsarzt sei eigentlich nur mehr oder weniger zu seinem eigenen Vergnügen an Bord. Die neuerdings getroffene Einrichtung der Reedereien, deutsche Aerzte auch für einzelne Reisen zuzulassen, bringt für die gesamte deutsche Aerzteschaft den ausserordentlich grossen Vorteil, kürzere oder längere Fahrten zu ihrer Erholung zu machen. Daraus erwächst den Schiffsärzten aber auch die Pflicht, den Zweck der Erholung nicht auf Kosten der Aerztepflichten in den Vordergrund zu stellen, sondern im Gegenteil darauf zu achten, dass in jeder Beziehung die Schiffsordnung schon aus Dankbarkeit für jenes Entgegenkommen bis auf das Genaueste zu beachten ist. Wiederholt haben sich nämlich die Reedereien darüber beschwert, dass die Aerzte am Ankunftsorte ohne weiteres das Schiff verlassen ohne Rücksicht darauf, dass die Ausschiffung der Passagiere die Anwesenheit der Aerzte verlangt. Auch die ordnungsgemässe

---

1) Als weiterer Uebelstand möge erwähnt werden, dass das Leben an Bord zu Uebermass an Essen und namentlich Trinken verleiten kann. Der Schiffsarzt meide Wein, Weib und Gesang, oder, wenn es durchaus sein muss, beschränke er sich auf letzteren.

Ausfüllung der Listen wird bei der Eile, von Bord zu kommen, häufig verabsäumt. Ebenso leidet auch nicht selten die ärztliche Versorgung der Besatzung in den Häfen unter dem gewiss nicht unbilligen Verlangen, möglichst viel von Land und Leuten zu sehen. Möge also jeder sich seiner Verantwortlichkeit bewusst sein und ausserdem daran denken, dass die Versäumnisse eines einzelnen leicht auf den ganzen Aerztestand zurückfallen und die Gesamtheit der Kollegen schädigen.

II. Kapitel.

Schiffahrtsgesellschaften.

Von den zahlreichen deutschen Reedereien kommen für uns nur sehr wenige in Frage, nämlich nur solche, die auf ihren Schiffen Aerzte führen. Es sind dieses die folgenden Gesellschaften[1]:

1. Norddeutscher Lloyd (Lloyd).
2. Hamburg-Amerika Linie (H. A. L.).
3. Hamburg-Südamerikanische Dampfschiffahrtsgesellschaft (H. S. D. G.).
4. Deutsche Dampfschiffahrtsgesellschaft „Kosmos" (Kosmos).
5. Deutsche Ost-Afrika-Linie (D. O. A. L.).
6. Woermann-Linie.

Ausserdem stellt der Deutsche Schulschiff-Verein, Bremen, Schiffsärzte an (siehe S. 34).

Der Lloyd hat seinen Sitz in Bremen, alle übrigen Reedereien haben den ihrigen in Hamburg. Die H. A. L. steht mit allen oben genannten Hamburger Reedereien für bestimmte Linien in einer gewissen Betriebsgemeinschaft[2],

---

[1] Wir werden uns künftig, um Raum zu ersparen, nach Möglichkeit der eingeklammerten Abkürzungen bedienen.

Eine Zusammenstellung der grösseren Dampfer obiger Reedereien findet der Leser im Anhang, S. 87 ff.

[2] Die Betriebsgemeinschaft geht aber nicht soweit, dass die H. A. L. etwa Dampfer der H. S. D. G. mit Aerzten besetzen könnte oder umgekehrt.

Die D. O. A. L. und die Woermann-Linie sind ebenfalls eng
liiert. Im übrigen verschieben sich diese Verbindungen von
Zeit zu Zeit und haben für die ärztlichen Verhältnisse nur
eine untergeordnete Bedeutung.

Die reichsgesetzlichen Bestimmungen über die **Verpflichtung zur Führung eines Arztes** lauten folgendermassen:

Aus § 13 der Bekanntmachung betreffend „Krankenfürsorge
auf Kauffahrteischiffen":

Schiffe, welche mehr als 50 Reisende oder insgesamt mehr
als 100 Personen während einer Seereise von mindestens sechs
auf einander folgenden Tagen beherbergen sollen oder voraus-
sichtlich beherbergen werden, müssen mit einem zur unentgelt-
lichen Behandlung der Schiffsbesatzung sowie der Reisenden
3. Klasse und der Zwischendecker verpflichteten, im Deutschen
Reiche approbierten Arzte besetzt sein.

§ 30 betreffs „Auswandererschiffe": Dasselbe gilt für alle
von einem deutschen Hafen ausgehenden, nach aussereuropäischen
Häfen bestimmten Seeschiffe, mit denen, abgesehen von den
Kajütspassagieren, 25 Reisende befördert werden sollen.

Im Uebrigen stellen die grösseren Reedereien häufig
aus eigenem Interesse (Quarantäne, teure Behandlung im
Ausland usw.) selbst dann einen Arzt an, wenn diese vorgeschriebene Zahl **nicht** erreicht wird, so dass sich auch
auf den meisten grösseren deutschen Frachtdampfern[1]) ein
Schiffsarzt befindet. Selbst **Segelschiffe** gibt es, welche
einen Arzt an Bord haben, z. B. das Schulschiff des Lloyd
und die des Deutschen Schulschiff-Vereins (S. 14 und 34),
da sie nach § 13 einen führen müssen.

Einzelne Schiffe führen zeitweise Aerzte, ein anderes
Mal keine, wie es der Verkehr mit sich bringt. Auch bezüglich der **Zahl der Aerzte** an Bord gilt dasselbe. Eine
Reihe von Schiffen führt fast regelmässig zwei Aerzte —
im allgemeinen ist es üblich (aber nicht vorgeschrieben),
für je 1000 Passagiere einen Arzt mitzuführen —, in Zeiten
geringen Passagierverkehrs für gewöhnlich aber nur einen
Arzt. Auf einigen besonders grossen Passagierdampfern
sind sogar drei Aerzte vorgesehen.

---

1) Für diese Reisen können auch im Ausland approbierte
Aerzte angestellt werden, d. h. **nur** für diese Schiffe ist dies erlaubt, also nach Persien, Ostasien, Süd-Brasilien, Westküste Südamerikas, Colon, Haiti, Venezuela (und ev. auch als 2. Arzt nach
Nordamerika).

Was die Gesamtzahl der Schiffsärzte anlangt, so stehen uns genaue Angaben nicht zu Gebote. Dieselben hätten auch wenig Wert, weil die Zahl zu sehr schwankt. Nach unseren Berechnungen gibt es zurzeit wohl 250—300 deutsche Schiffsärzte. Die beiden grössten Gesellschaften, die H. A. L. und der Lloyd, dürften allein dauernd je über 100 beschäftigen. Im übrigen ist die Gesamtzahl, auf ein Jahr berechnet, wohl eine noch höhere, da manche Aerzte nur kürzere Zeit fahren und durch andere ersetzt werden.

Abgesehen von den genannten Gesellschaften könnte ausnahmsweise ein Schiffsarzt auch einmal auf einem anderen Schiff Anstellung finden, z. B. auch auf einem grösseren Segelschiff. Eine reizvollere Reise als auf einem grossen Fünfmaster können wir uns nicht denken.

Natürlich könnten nur persönliche Beziehungen zur Reederei die Erlaubnis zu einer derartigen Fahrt erwirken. Ein amerikanischer Arzt, den wir kennen, fuhr vermöge solcher Beziehungen zu verschiedenen Reedereien jedes Jahr, sogar mit Frau, nach Europa, wohin er gerade Lust hat, und zurück; auf dem betreffenden Tramp-Dampfer leistet er dafür der Mannschaft und den eventuellen Passagieren ärztliche Hilfe.

Wenden wir uns nun zu den einzelnen Reedereien und zu den Linien, auf welchen deren Schiffe verkehren, so sehen wir, dass die beiden grössten Reedereien, die H. A. L. und der Lloyd, mit ihren Linien fast den ganzen Erdball umspannen. Abgesehen von den Linien nach den Vereinigten Staaten kommt für erstere Reederei Mexiko, Westindien und die Ost- und Westküste Südamerikas, Westafrika ums Kap (West- und Ostafrika) und manchmal Indien, Persischer Golf, Ostasien bis zur Westküste Nordamerikas; für letztere Ostasien, Australien und Südamerika in Betracht. Von den kleineren Reedereien vermittelt die H. S. D. G. den Verkehr mit Brasilien und Argentinien, der Kosmos denjenigen mit der Westküste von Nord-, Mittel- und Südamerika, die D. O. A. L. und die Woermann-Linie denjenigen mit Afrika.

Einen schier unerschöpflichen Stoff zu Betrachtungen aller Art könnten uns die zahllosen verschiedenen Linien der einzelnen Reedereien liefern, doch zwingt uns der sehr beschränkte Raum, uns möglichst kurz zu fassen. Trotzdem erscheint es wichtig genug, die einzelnen Linien einer jeden Reederei, auf welchen Schiffsärzte angestellt sind, sowie die Häfen, welche dabei angelaufen werden, einer kurzen Besprechung zu unterziehen. Hierbei ist hinzuzufügen, dass namentlich bei kleineren Reedereien und weniger wichtigen Linien keineswegs immer die gleichen Häfen auf ein und derselben Linie angelaufen werden, sondern dass man je nach den Passagier- und Frachtverhältnissen auf der einen Reise Häfen besucht, die vielleicht auf der folgenden übergangen werden. Ja, dieses geht soweit, dass auf Fracht- und zuweilen auch auf kleineren Passagierdampfern mancher Reederei selbst der Kapitän am Anfang der Reise häufig nicht genau weiss, welche Plätze er anzulaufen hat; besonders die Rückreise gestaltet sich manchmal ganz unregelmässig.

Hieraus geht hervor, dass sich in vielen Fällen auch über die voraussichtliche Dauer solcher Reisen nichts Bestimmtes sagen lässt, zumal auch der Aufenthalt in einzelnen Häfen auf der einen Reise vielleicht nur einige Stunden, auf der nächsten unter Umständen mehrere Wochen dauern kann. Bei allen wichtigen Linien mit regem Passagierverkehr freilich ist nicht nur der Tag, sondern manchmal sogar die Stunde auf Monate im voraus festgesetzt, zu welcher der Dampfer die einzelnen Häfen, die in diesem Fall auf ein und derselben Linie höchstens von Jahr zu Jahr wechseln, zu verlassen hat. Auf solchen Linien weiss man auch bis auf den Tag genau die Dauer der Reise, vorausgesetzt, dass allzu ungünstiges Wetter, besonders Nebel oder sonst ein Umstand, nicht einen Strich durch die Rechnung macht.

Aus Zweckmässigkeitsgründen stellen wir die Besprechung der einzigen Bremer Reederei, des Lloyd, an erste Stelle.

I. Norddeutscher Lloyd [1]).

1. Bremen-New York.

a) **Schnelldampferlinie.** Alle 8—14 Tage, und zwar stets an einem Dienstag, verlässt ein Schnelldampfer[2]) Bremerhaven. Am folgenden Tage trifft derselbe in Southampton und Cherbourg ein, in welchen beiden Häfen er aber höchstens ein paar Stunden liegt, nämlich nur solange, bis er die dort hinzukommenden Passagiere und die Post

---

1) Flotte siehe Anhang.
2) Kronprinzessin Cecilie, Kaiser Wilhelm II., Kronprinz Wilhelm, Kaiser Wilhelm der Grosse.

an Bord genommen hat. New York wird 7 Tage nach der Abfahrt von Bremerhaven erreicht. Der Aufenthalt daselbst beträgt etwa 6 Tage. Die Rückfahrt erfolgt über Plymouth und Cherbourg. Demnach dauert die ganze Reise etwa 3 Wochen.

Diese Schnelldampfer führen ebenso wie die nach New York fahrenden grossen Postdampfer[1]) gewöhnlich zwei Aerzte mit, von denen der erste die Kajütspassagiere, der zweite die Zwischendecker und die Mannschaft behandelt. Der erstere ist stets ein Arzt, welcher sich schon längere Zeit in Diensten der Reederei befindet, während der 2. Arzt in der Regel seine erste Reise macht; auf diese Weise wird ihm Gelegenheit geboten, unter Anleitung des erfahreneren Kollegen den Dienst an Bord kennen zu lernen[2]).

b) **Postdampfer-Linie.** Die Doppelschraubenpostdampfer[1]) des Lloyd, welche teilweise an Eleganz der Einrichtung den Schnelldampfern in nichts nachgeben, fahren jeden Sonnabend von Bremerhaven nach New York und zwar entweder direkt oder unter Anlaufen von Southampton und Cherbourg oder von Boulogne s. M Die Rückkehr erfolgt über Plymouth und Cherbourg. Die Fahrzeit beträgt 9—10 Tage, der Aufenthalt in New York ungefähr ebenso lange. Die ganze Reise dauert rund 4 Wochen.

2. Bremen-Baltimore.

Die Dampfer verlassen Bremerhaven jeden 1. oder jeden 2. Donnerstag, um direkt, vereinzelt auch über Philadelphia, nach Baltimore zu fahren. Sie sind weniger elegant eingerichtet als die vorgenannten, befördern aber ebenfalls Kajüts- und Zwischendeckspassagiere; sie brauchen etwa 10—11 Tage zur Ueberfahrt. Eine Woche oder etwas länger liegen sie in Baltimore. Auch diese Dampfer werden meistens von zwei Aerzten begleitet. Dauer der Reise 4—5 Wochen.

---

1) George Washington, Prinz Friedrich Wilhelm, Grosser Kurfürst und die Dampfer der sog. „Barbarossa-Klasse".
2) Ist die Zahl der Kajütspassagiere klein, die der Zwischendecker dagegen gross, so hat der 1. Arzt auch die Behandlung eines Teiles der letzteren zu übernehmen. Die schriftlichen Arbeiten besorgt der 1. Arzt.

3. Bremen-Boston.

Dieses ist eine 14tägige Passagier- und Frachtdampferlinie nach Boston und New Orleans. Die Dampfer fahren am Mittwoch von Bremerhaven ab und treffen nach etwa 11 Tagen in Boston ein, von wo nach Landung der Passagiere die Reise nach New Orleans fortgesetzt wird. Dauer der Reise 6—7 Wochen.

4. Bremen-Philadelphia.

Die Dampfer dieser Linie, welche zu derselben Klasse gehören wie diejenigen der Baltimore-Linie, fahren zweimal monatlich direkt nach Philadelphia. Auch mit ihnen werden Kajüts- und Zwischendeckspassagiere befördert. Von Philadelphia kehren die Dampfer entweder über Baltimore oder über Galveston an die Weser zurück. Reisedauer je nach den Bestimmungshäfen $4^1/_2$—7 Wochen.

5. Bremen-Galveston.

Einmal im Monat verkehrt ein Dampfer zwischen Bremerhaven und Galveston in Texas. Gewöhnlich wird Baltimore oder Philadelphia auf der Hinreise angelaufen. Diese Dampfer sind nur für eine kleine Anzahl Passagiere II. Klasse eingerichtet und befördern hauptsächlich Zwischendecker und Ladung. Die Hinreise dauert etwa $2^1/_2$ bis 3 Wochen, der Aufenthalt schwankt je nach den Ladungsverhältnissen zwischen einigen Tagen und mehreren Wochen, so dass sich Genaues über die Gesamtdauer der Reise nicht sagen lässt. Durchschnittliche Dauer ca. 2 Monate.

6. Bremen-Canada.

Auf dieser Linie wird alle 2 Wochen ein kleinerer Dampfer nach Quebec und Montreal mit Zwischendeckern abgefertigt. Gemeinsamer Dienst zwischen Lloyd, H. A. L. und N. A. S. M.[1]) (Bremerhaven, Hamburg, Rotterdam).

7. Bremen-New Orleans.

Siehe Linie 3, Bremen-Boston. Der Aufenthalt in New Orleans beträgt etwa 8 Tage, worauf die Dampfer auf direktem Wege nach der Weser zurückkehren.

---

1) Die Holland-Amerika-Linie stellt aber nur holländische Aerzte an.

8. Bremen-Cuba.

Einmal monatlich fährt der Dampfer über Antwerpen nach Havana, Manzanillo, Cienfuegos und anderen Häfen auf Cuba. Dauer der ganzen Reise etwa 8 Wochen.

9. Bremen-Brasilien.

Die Schiffe kommen alle 2 Wochen zur Beförderung. Sie gleichen in der Ausstattung etwa den Baltimore-Dampfern. Anlaufshäfen sind: Antwerpen, Leixoës, Oporto, Lissabon, Madeira, Kap Verde'sche Inseln, Pernambuco oder Bahia, Rio de Janeiro, Santos und mitunter São Francisco do Sul. Reisedauer etwas über $2^1/_2$ Monate.

10. Bremen-La Plata.

Auf dieser Linie verkehren die Dampfer der Sierra-Klasse sowie die Dampfer „Giessen" und „Coburg". Sie führen 1. und 2. Kajüte sowie Zwischendecker. Sie fahren alle 2 Wochen über Antwerpen, Boulogne s. M., Vigo, Coruña, Villagarcia, Lissabon, Madeira, Rio de Janeiro und Montevideo nach Buenos Aires. Reisedauer: 2 Monate 10 Tage.

11. Marseille-Genua-Alexandrien.

4 Linien.

a) Marseille-Alexandrien direkt.
b) Marseille-Neapel-Alexandrien.
c) Venedig-Alexandrien direkt.
d) Venedig-Korfu-Alexandrien.

Aufenthalt in Alexandrien 2 Tage. Reisedauer 12 bis 18 Tage.

Die Arztstellen auf dieser Linie werden in der Regel nur für längere Zeit besetzt.

12. Genua-New York.

Alle 1—2 Wochen fährt ein Doppelschraubendampfer von Genua über Neapel (meistens auch über Palermo) und Gibraltar nach New York, um nach einem Aufenthalt von 10 Tagen auf demselben Wege die Rückreise anzutreten. Auf der letzteren wird von einigen Dampfern auch Algier angelaufen. Die Dauer der ganzen Reise beträgt 5 Wochen.

Die Stellung des deutschen Schiffsarztes ist auf diesen Dampfern dadurch eine etwas schwierige, dass auf ihnen nach Vorschrift der italienischen Regierung auch ein italienischer Marinearzt (medico regio oder commissario regio) auf Kosten der deutschen Reederei angestellt sein muss. Diesen Kollegen müssen leider z. T. erhebliche Vorrechte gegenüber den deutschen Aerzten seitens der Reederei zugestanden werden. Ausserdem fährt noch ein zweiter (nicht staatlich angestellter) italienischer Arzt mit, welcher die italienischen Zwischendecker zu behandeln hat. Spanische Aerzte siehe S. 18.

13. Bremen(Hamburg)-Ostasien.

Die nach Ostasien verkehrenden Reichspostdampfer[1]) fahren zweimal monatlich und zwar abwechselnd von Bremerhaven und von Hamburg über Antwerpen[2]), Southampton, Gibraltar, Algier, Genua, Neapel, Port Said, Suez, Aden, Colombo, Penang, Singapore, Hongkong, Shanghai, Tsingtau, Nagasaki[2]), Hiogo (Kobe) bis nach Yokohama (manchmal Manila). Auf der Rückreise wird zuweilen auch Amsterdam angelaufen. Reisedauer ca. 4 Monate.

Es ist dieses die bei weitem interessanteste und daher auch begehrteste Reise. In fast allen Häfen liegt das Schiff lange genug, um ein allerdings nur oberflächliches Studium von Land und Leuten zu ermöglichen.

14. Bremen-Australien.

Die Reichspostdampfer dieser Linie fahren von Bremen über Antwerpen, Southampton, Algier, Genua usw. bis Colombo denselben Weg wie die Ostasiendampfer. Von Colombo fahren sie über Fremantle, Adelaide, Melbourne nach Sydney. Diese Reise dauert beinahe 4 Monate.

Die Frachtdampferlinie führt keine Schiffsärzte.

15. Austral-Japan-Linie.

Die Reichspostdampfer dieser Linie verkehren zwischen Sydney, Brisbane, Rabaul, Friedrich-Wilhelmshafen, Yap,

---

1) Die Aerzte aller Reichspostdampfer müssen nicht nur in Deutschland approbiert, sondern auch Reichsdeutsche sein.
2) Die von Bremerhaven aus fahrenden Dampfer laufen vorher auch Rotterdam an.

z. T. Angaur, Manila, Hongkong, Yokohama und Kobe, laufen aber nach Bedarf auch noch verschiedene andere Häfen in Australien, China und Japan an.

16. Zweiglinie Singapore-Neuguinea.

Ebenfalls Reichspostdampferlinie. Die Dampfer fahren von Singapore über Batavia, Makassar, Amboina, Banda, Finchhafen und andere Häfen nach Rabaul Von letzterem Hafen aus verkehrt ein anderer Dampfer mit den Hauptplätzen des Bismarck-Archipels.

Ausser auf diesen Linien sind noch auf mehreren anderen Dampfern der ostasiatischen Küstenlinien Aerzte angestellt.

Wer als Arzt auf den sehr begehrten Dampfern obiger Linie fahren will, muss sich übrigens verpflichten, ein volles Jahr in dieser Fahrt zu bleiben.

Diese Reisen sind übrigens hochinteressant und der damit verbundene längere Aufenthalt in den Küstenplätzen bietet günstige Gelegenheit, einen tieferen Einblick in die Verhältnisse des Ostens zu gewinnen.

Von den oben genannten 13 Linien kommen für den Neuling die Reichspostdampferlinien kaum in Frage, da auf diesen fast nur Lloydärzte, welche schon wenigstens 6 Monate gefahren sind, angestellt werden. Nähere Einzelheiten über Reisen, für welche er sich interessiert, erfährt der bereits angestellte Arzt am besten im persönlichen Verkehr mit den Kollegen am Stammtisch der Lloydärzte in Bremerhaven[1]) oder im Verkehr mit den Kapitänen und Offizieren der Dampfer, mit denen er seine ersten Reisen macht.

Dass der Lloyd endlich noch ein Segelschiff (Schulschiff) besitzt, auf welchem ebenfalls ein Arzt angestellt ist, haben wir schon erwähnt. Hier ist den Kollegen Gelegenheit geboten, in 8—10 Monaten eine Reise um die ganze Erde zu machen.

Ausserdem werden gelegentlich Vergnügungsfahrten auf Lloyddampfern ausgeführt.

---

1) Rabes Hotel, Bürgermeistersmidtstr. 104, wo auch Zimmer zu ermässigtem Preise zu haben sind.

Schiffahrtsgesellschaften.

II. Hamburg-Amerika Linie.

Von den überaus zahlreichen Linien[1]) der H. A. L., dieser zurzeit grössten Schiffahrtgesellschaft der Welt (Flotte s. Anhang), führen, abgesehen von den Vergnügungsfahrten nur etwa 16 Linien Aerzte, manche von diesen auch nur zeitweise. Da die H. A. L. mit einer Reihe anderer Reedereien eine gewisse Betriebsgemeinschaft besitzt (siehe Seite 6), so verweisen wir, um Wiederholungen zu vermeiden, bezüglich vieler Einzelheiten auch auf jene Reedereien[2]).

1. Hamburg-New York.

Postdampfer. Der Fahrplan dieser naturgemäss mit den besten und zahlreichen Schiffen besetzten Linie ist je nach den verfügbaren Dampfern und je nach der Jahreszeit einem steten Wechsel unterworfen. Zurzeit, bis zur Fertigstellung der drei grossen Dampfer, fährt Imperator dreiwöchentlich, Amerika und Kaiserin Auguste Victoria ungefähr je vierwöchentlich, President Lincoln und President Grant ungefähr je fünfwöchentlich von Hamburg ab. Andere Dampfer werden nach Bedarf eingestellt.

Die Fahrzeit des Imperator beträgt 7, die der beiden folgenden 9, der beiden letzteren 11 Tage. Auf der Ausreise werden Southampton, Cherbourg (von den beiden letzteren Dampfern Boulogne), auf der Heimreise Plymouth, Cherbourg (Kaiserin und Amerika rückkehrend statt Plymouth Southampton) angelaufen.

Die Liegezeit in New York schrumpft leider (vorerst) mit der Grösse der Dampfer von Jahr zu Jahr zusammen und beträgt nur noch 3 Tage für den Imperator, 5 für die beiden folgenden, etwa 7 für die anderen; in den Zwischenhäfen werden nur die Tender für Post und Passagiere — 1 bis 2 Stunden Liegezeit — abgewartet.

Die 1. Arztstelle auf diesen meist lukrativeren Dampfern wird nur Aerzten übergeben, die mehrere Jahre gefahren sind. Der Imperator hat drei, die übrigen führen zwei Aerzte. Im

---

1) Die Eröffnung des Panamakanals dürfte manche Aenderung der Linien hervorrufen.

2) Für Kollegen, die Interesse daran haben, bemerken wir, dass jeden Montag Abend um 9 Uhr im „Pilsner Hof", Gänsemarkt 42—43, eine Zusammenkunft aktiver und inaktiver Schiffsärzte stattfindet.

letzteren Falle behandelt der 1. Arzt die I. und II. Klasse sowie die Mannschaft; falls nur wenig Kajütspassagiere fahren, teilen sich 1. und 2. Arzt in die Behandlung des Zwischendecks und der III. Klasse. Andernfalls muss letzterer diese beiden Klassen allein behandeln. Auch hat er selbständig Buch darüber zu führen. Der 2. Arzt ist selbstverständlich dem 1. beigeordnet und nicht, wie manchmal angenommen wird, untergeordnet.

Die alten, weniger luxuriösen P-Dampfer[1]), die keine I. Klasse mehr führen und 12—14 Tage zur Ueberfahrt brauchen — keine Zwischenhäfen — finden auch regelmässig auf dieser Linie Verwendung. Auch andere, z. T. bessere Dampfer — wie Moltke usw. — werden zuweilen eingestellt.

Manche Zwischendecksdampfer (Pisa, Pallanza, Barcelona) fahren nach New York und haben nur für die Hinfahrt einen Arzt, der als überzählig nach beliebiger Zeit, höchstens 4 Wochen, mit einem beliebigen anderen New Yorker Dampfer nach Hamburg zurückkehrt. Derartige Extradampfer werden von Zeit zu Zeit mit nur ca. 28 Zwischendeckern expediert. (Vgl. S. 31.)

2. Hamburg-Boston.

Kajüts- und Zwischendecks-Verkehr. Vorläufig sind erst zwei Dampfer (Cleveland, Cincinnati) eingestellt. Später werden Amerika und Kaiserin Auguste Victoria verwendet werden.

3. Hamburg-Philadelphia.

Auf der Linie Hamburg-Philadelphia[2]) fährt ca. alle 14 Tage ein Dampfer mit Arzt.

4. Hamburg-Baltimore.

Nach Baltimore ist nur Zwischendecks-Verkehr.

5. Hamburg-Canada.

Nur Zwischendecker. Angenehme Reisen, weil es meist Freibillets nach dem Niagara gibt.

6. Genua-New York.

Auf dieser Linie fahren ca. zweimal im Monat fast ausschliesslich neuere grosse Dampfer[3]) in 13 Tagen nach

---

1) Pennsylvania, Patricia, Pretoria, Graf Waldersee.
2) Prinz Oskar, Prinz Adalbert, Graf Waldersee u. a. fahren zurzeit auf dieser Route. Alle haben neben Zwischendeck nur die II. Klasse.
3) Winter 1913 fahren Hamburg, Moltke, Cincinnati, Cleveland.

New York; Zwischenhäfen Neapel; rückkehrend Gibraltar, Neapel.

Aerzte werden auf dieser Route nur für längere Zeit angestellt[1]). Bezüglich sonstiger Einzelheiten s. S. 13.

7. Hamburg-Westindien.

Nach Westindien gibt es vier verschiedene Routen; die Dampfer[2]) fahren via Antwerpen (bisweilen ausserdem Grimsby) am 5., 7., 8. und 19. des Monats (die Daten verändern sich bei Sonn- und Feiertagen), evtl. ausserdem Extradampfer; alle haben Aerzte. Bis St. Thomas dauert die Ausreise 17—21 Tage.

Es werden je nach den Routen angelaufen a) am 8. Trinidad, Carúpano, La Guayra, Puerto Cabello, Curaçao; b) am 5. und 19. Kingston, Puerto Colombia, Cartagena, Colon, Bocas del Toro, Port Limon; c) am 7. San Juan P. R., Ponce, Sanchez, Samana, Puerto, Plata, Monte Cristy, Cap Hayti, Port-au-Prince; d) Curaçao, Puerto Columbia, Cartagena, Colon, Port Limon, Puerto Barrios, Livingston.

Die Rundreise dauert mindestens 10 Wochen; nur die Venezuela-Tour (a) ist mit 8 Wochen gemacht.

8. New York-Westindien (Atlas-Linie).

Diese Linie umfasst fünf Routen, ausserdem finden bisweilen besondere Vergnügungsfahrten von New York aus statt. Die Fahrten sind wöchentlich oder 14tägig; die Rundreise dauert ca. 4 Wochen. Zwischenhäfen der neuen Dampfer[3]) sind Fortune Island, Santiago, Kingston, Colon, Port Limon, Santa Martha. Die anderen Dampfer legen öfter an.

Auf dieser Linie werden die Aerzte in New York engagiert.

---

1) Es möge hier erwähnt werden, dass Reisekosten nach dem Abgangshafen oder vom Ankunftshafen nach der Heimat von der Reederei nie vergütet werden (wohl aber unter Umständen notwendige Reisen nach Zwischenhäfen).

2) Spreewald, Niederwald, Odenwald u. a.; nur Kajütsdampfer nach Colon, Hayti und Venezuela.

3) Zwei neue (inzwischen verkaufte) Dampfer Emil L. Boas und Carl Schurz (16 Meilen), ausserdem die früheren „Prinzen"-Dampfer: Prinz August Wilhelm, P. Joachim, P. Eitel Friedrich und P. Sigismund. Es fahren noch Allemannia, Albingia u. a.

9. Hamburg-Cuba-Mexiko.

Viermal monatlich (am 3., 14., 17. und 28.) finden Fahrten statt. Die schnelleren Dampfer[1]) legen in Havre, evtl. Southampton, in Santander, Coruña, Havana, Vera Cruz, Tampico, rückkehrend Puerto Mexiko, den übrigen Häfen und anstatt Southampton in Plymouth an. Bis Havana brauchen sie 18 Tage, zur Rundreise 7—8 Wochen. Die anderen Dampfer[2]) legen meist in Antwerpen anstatt Havre an, in Bilbao anstatt Santander, teilweise in Cijón, in Vigo, teilweise in Cadiz (auch Malaga, Teneriffa, Las Palmas) und Progreso; rückkehrend bisweilen Rotterdam. Sie brauchen 8—9 Wochen zur Rundreise[3]).

Die Mexikofahrten am 3. und 17. jeden Monats sind für die Kollegen, die nach Mexico City wollen, praktischer, weil sie längere Liegezeit haben. Diese Touren dauern 10 Wochen, die beiden anderen nur 7—8 Wochen, was aber nicht auf die grössere Geschwindigkeit der Dampfer, sondern nur auf die verkürzte Liegezeit zurückzuführen ist.

10. Hamburg-Brasilien.

Nach Nord-, Mittel- und Südbrasilien fahren je 2 Dampfer (Rhaetia, Rugia; Hohenstaufen, Habsburg; Sieglinde, Siegmund; letztere beiden als Kajütspassagierdampfer.

Bezüglich der Zwischenhäfen s. S. 21. Reisedauer für Nord-, Mittel-, Süd-Brasilien je 2, $2^1/_2$ und $2^1/_2$—3 Monate.

Mit der H. S. D. G. besteht eine Betriebsgemeinschaft, wonach die H. A. L. mit einem Drittel des Tonnengehaltes am Verkehr der Brasil- und La Plata-Linien beteiligt ist. Für die Dampfer der H. A. L. werden aber die Aerzte von der H. A. L. angestellt.

---

[1]) Kronprinzessin Cecilie, Fürst Bismarck (16 Meilen) und die etwas langsameren neueren Dampfer Ypiranga und Corcovado.

[2]) Die „Wald-Dampfer Böhmerwald, Frankenwald, Schwarzwald, Spreewald, Wasgenwald, Westerwald, ausserdem Antonina, Bavaria, Dania und La Plata. Diese Dampfer fahren meistens die Colon-Tour.

[3]) Dampfer nach Süd- und Mittelamerika mit mehr als 100 spanischen Zwischendeckern müssen einen spanischen Arzt mitführen, falls der deutsche Arzt nicht eine Prüfung in spanischer Sprache besteht oder die Herren sonst überzeugt, dass er genügend spanische Kenntnisse hat. Die H. A. Linie honoriert in diesem Falle extra.

11. Hamburg-La Plata.

Zwei neuere Schnelldampfer, „König Friedrich August" und „König Wilhelm II.", ausserdem „Blücher", fahren vorerst auf dieser Route — 21 Tage bis Buenos Aires, ca. 8 Wochen Rundreise —, ausserdem die Zwischendecksdampfer Navarra, Salamanca und andere nach Bedarf (ca. 3 Monate). Bezüglich der sonstigen Verhältnisse gilt das im vorigen Absatz Gesagte.

12. Hamburg-Westküste Amerikas.

Die Reise geht über Antwerpen (vgl. Kosmos-Linie, S. 22) und zurück über Montevideo, St. Vincent, Havre. Die drei unten genannten Dampfer (nur Kajütspassagiere) führen immer einen Arzt[1]).

13. Hamburg-Ostasien[2]).

Es bestehen 4 Linien, die Manila-, Wladiwostok-, Japan- und Vancouver-Linie (nur Frachtdampfer). 1. Port Said, Manila, Tsingtau, Taku, Dalny. 2. Port Said, Tsingtau, Taku, Wladiwostok. 3. Port Said, Penang, Singapore, Hongkong, Shanghai, Yokohama, Kobe. 4. Wie 3, aber bis Portland und Vancouver Rückreise verschieden, evtl. via Colombo. Diese Linien werden vielleicht später ausgebaut, um durch den Panamakanal heimzufahren — eine Reise um die Welt.

Bezüglich der sonstigen Verhältnisse siehe Lloyd, S. 13, nur dauert die Reise länger.

Die Küstenlinien der H. A. L. führen keine Aerzte.

14. Hamburg-Persien.

Monatlich ein Dampfer (Fracht). Häfen: Port Said, Häfen des Roten Meeres und Persischen Golfes, ev. Tellicherry. Reisedauer 4 Monate.

15. Afrika-Dienst.

Die zwölf Schiffe der H. A. L. laufen die Westküste Afrikas an oder fahren ums Kap (Reichspostdampfer Windhuk, Rhenania). Nur letztere haben z. Zt. Aerzte.

Siehe auch Woermann-Linie (S. 24), wo Zwischenhäfen und Reisedauer zu finden sind.

---

1) Thuringia, Thessalia, Polynesia.
2) Nach Asien fahren von New York aus gelegentlich Dampfer, die zeitweise (gewöhnlich in New York engagierte) Aerzte führen.

16. Vergnügungsfahrten.

Alljährlich werden eine Reihe von Vergnügungsfahrten ausgeführt, in diesem Jahre waren es z. B. neun Nordlandsfahrten (Meteor, Victoria Luise, Fürst Bismarck); von Januar bis Juni 1914 kommen z. B. noch in Betracht: Orientfahrt mit Cincinnati, Mittelmeerfahrten mit Meteor, Westindienfahrt (Moltke, Victoria Luise), Südamerikafahrt (Blücher).

Die Weltreise (Hamburg, New York, via Suez nach San Francisco, zurück via Suez nach Hamburg, $8^1/_2$ Monate) wird mit der „Cleveland" ausgeführt. Zwei Aerzte sind an Bord. Die Reise wird künftig durch den Panamakanal gehen und dadurch zu einer Reise zusammengezogen werden.

Es werden nur verdienstvolle Schiffsärzte zu obigen Fahrten herangezogen.

III. Hamburg-Südamerikanische Dampfschiffahrtsgesellschaft[1]).

Diese Reederei, welche über ein vorzügliches Dampfermaterial verfügt (s. Anhang), vermittelt den Verkehr mit der Ostküste von Südamerika. Sie unterhält folgende Linien:

1. La Plata-Linien.

a) Nach Rio de Janeiro, Santos, Montevideo und Buenos Aires (Rosario) von Hamburg über Boulogne s. M., Southampton, Coruña oder Vigo und Lissabon. Fahrzeit etwa 3 Wochen, Aufenthalt in Buenos Aires 10—14 Tage, in den Zwischenhäfen höchstens 24 Stunden. Dauer der ganzen Reise etwa 8 Wochen.

b) Von Hamburg nach Bahia Blanca oder nach Montevideo und Buenos Aires. Dauer der Reise etwa 8—10 Wochen.

c) Ab Antwerpen nach Montevideo, Buenos Aires (Rosario), Bahia Blanca, Puerto Madryn und anderen patagonischen Häfen.

---

1) Die H. S. D. G.-Dampfer fahren am Oswaldkai und Afrikakai ab (ersteres hat als Spitze das Amerikahöft, letzteres das Afrikahöft). Man kommt dorthin mit der Querfähre vom Grossen Grasbrook.

Die Aerzte dieser Dampfer werden nur von der H. S. D. G., durch Herrn Prokuristen Jochheim, angestellt. (Der Weg ist folgender: Ringbahn am Abfahrtseingang des Hauptbahnhofs bis zur Mattentwiete [Schaffner fragen], durch diese bis zur Holzbrücke, wo Nr. 8 das Gebäude der Gesellschaft ist.)

2. Brasil-Linien.

Linie A.

Von Hamburg nach Pará und Manáos den Amazonenstrom hinauf über Antwerpen, Havre, Vigo, Leixôes, Lissabon und Madeira. Reisedauer etwa 8 Wochen.

Linie B.

Einmal wöchentlich von Hamburg nach Rio de Janeiro und Santos über Leixôes, Lissabon und z. T. Madeira. Ev. werden auch Boulogne s. M., Pernambuco und Bahia angelaufen.

In Rio de Janeiro, dem landschaftlich schönsten Hafen der Erde, liegen die Dampfer 3—6 Tage, in Santos 1 bis 2 Wochen. Dauer der Reise 9—10 Wochen.

Linie C.

Von Hamburg nach Maranhâo, Parnahyba (Tutoya) und Ceará über Antwerpen, Havre, Leixôes und Lissabon.

Linie D.

Nach Pernambuco, Bahia, Victoria und nach Cabedello, Pernambuco, Maceió, Bahia über Antwerpen, Leixôes, Lissabon.

Linie E.

Nach Paranaguá, Sâo Francisco do Sul, Desterro und Rio Grande do Sul über Leixôes und Lissabon.

Linie F.

Von Antwerpen nach Pernambuco, Bahia, Victoria, Rio de Janeiro, Santos und Rio Grande do Sul.

Dauer der Reisen der Linien C bis F unbestimmt (evtl. 3 Monate und länger), ebenso Aufenthalt in den Häfen.

IV. Deutsche Dampfschiffahrtsgesellschaft „Kosmos".[1])

Die Kosmoslinie, die ebenfalls über viele grosse und neue Dampfer verfügt (s. Anhang), unterhält eine Verbindung zwischen Hamburg und sämtlichen Häfen der West-

---

1) Die Dampfer der Kosmos-Linie fahren vom Bremerufer ab, dessen Spitze Hansahöft heisst; zu diesem Hansahöft kann man mit einer Fähre vom Grossen Grasbrook aus kommen. Man kann

küste Amerikas bis hinauf nach Vancouver und zwar mit folgenden 5 Linien:

1. Ueber die Canarischen Inseln bis Callao in Peru.
2. Ueber Antwerpen bis Callao, ev. bis San Francisco.
3. Ueber Bremen, Antwerpen und London nach Chile, Peru, Ecuador.
4. Ueber Genua, Barcelona nnd Cadiz bis Callao, ev. bis San Francisco und Seattle.
5. Ueber London und Antwerpen nach Chile, Zentral-Amerika, San Francisco und Seattle oder nur bis Iquique in Chile.

Gelegentlich wird von den Kosmos-Dampfern auch Honolulu angelaufen.

Der Aufenthalt in den grösseren Häfen beträgt fast immer einige Tage, in Valparaiso etwa eine Woche, in San Francisco zwei Wochen. Die Dauer der Reisen schwankt je nach dem Endziel derselben zwischen 4 und 7—8 Monaten.

Es würde zu weit führen, wollten wir sämtliche an der Westküste Amerikas besuchten Häfen anführen, zumal ihre Zahl auf den einzelnen Reisen ausserordentlich schwankt. Der erste Hafen, der in Südamerika angelaufen wird, ist in der Regel Montevideo oder Punta Arenas in der Magellan-Strasse; dann folgt eine mehrtägige Fahrt durch diese Strasse selbst sowie durch eine Reihe schmaler Kanäle an der Westküste Chiles, wobei sich dem Schiffsarzt die grossartigsten Landschaftsbilder bieten, welche er überhaupt auf irgend einer Reise sehen kann. Regelmässig werden sodann von fast allen Dampfern in Chile Coronel, Talcahuano, Valparaiso, Antofagasta, Iquique und Arica, in Peru Mollendo und Callao angelaufen. In Ecuador werden Guayaquil, in Centralamerika Corinto, Amapala, La Union, La Libertad, Acajutla, San José de Guatemala und Champerico, in Mexico Ocos, San Benito, Salina Cruz, Acapulco, Manzanilla, San Blas und Mazatlan besucht.

---

auch mit einer Droschke dorthin fahren, muss aber über die Elbbrücken (ein sehr weiter Weg, deshalb etwas teuer). Dort fahren auch die Dampfer Thuringia, Thessalia und Polynesia der H. A. L. ab.

Die Aerzte der Kosmos-Linie werden von Herrn Prokuristen Schneider angestellt. Der Weg dorthin ist folgender: Vom Hauptbahnhof mit der Ringbahn bis Steinhöft, wo die Admiralitätsstrasse abgeht. Nr. 33—36.

V. Deutsche Ost-Afrika-Linie[1]).

Diese Gesellschaft, welche über eine Flotte von 20 grösstenteils durchaus modernen Dampfern verfügt (s. Anhang), unterhält folgende Linien:

1. **Hauptlinie** (westliche Rundfahrt um Afrika), monatlich zwei Abfahrten.

Regelmässige Post- und Passagierdampferverbindung von Hamburg über Boulogne s. M. oder über Bremerhaven, Antwerpen, Southampton durch den Atlantischen Ozean via Teneriffa oder Las Palmas nach Südwestafrika, Südafrika und Lourenço-Marques und zurück über Ostafrika durch den Suezkanal nach Hamburg.

2. **Hauptlinie** (östliche Rundfahrt um Afrika), monatlich zwei Abfahrten.

Regelmässige Post- und Passagierdampferverbindung von Hamburg über Rotterdam oder Antwerpen, Southampton, Lissabon, Tanger, Marseille, Neapel durch den Suezkanal nach Ost- und Südafrika und zurück über Südwestafrika durch den Atlantischen Ozean via Las Palmas oder Teneriffa nach Hamburg.

3. **Express-Frachtdampfer-Linie**. Regelmässige Frachtdampferverbindung von Hamburg, Zwischenhäfen anlaufend, durch den Suezkanal oder den Atlantischen Ozean nach Ost- und Südafrika und Madagaskar und zurück auf denselben Wegen.

4. **Bombay-Linie** (Dampfer „Kommodore", „König", „Markgraf", „Präsident", u. a.).

---

[1]) Die Dampfer der D. O. A. L. und Woermann-Linie fahren am Petersenkai ab; dorthin kann man mit der Linie 23, die man am Deichtor trifft, wohin man von der Grossen Reichenstrasse aus leicht kommt, fahren und zwar bis zur Zweibrückenstrasse. Diese muss man heruntergehen und kommt dann zum Petersenkai. Bequemer kommt man, zumal mit Gepäck, mit einer Droschke hin. Man kann auch vom Grossen Grasbrook aus die Fähre nach dem Baakenhöft benutzen, und dann vom Baakenhöft, welches die Spitze vom Petersenkai ist, nach diesem hinauf gehen. In diesem Falle kann man nur bis zur Fähre Grasbrook eine Droschke benutzen. (Der Grosse Grasbrook ist an der Gasanstalt, wohin man vom Dovenfleth über die Kornhausbrücke kommt.)

Am Petersenkai fahren auch die Dampfer Windhuk und Rhenania der H. A. L. ab.

Die Aerzte obiger Gesellschaft stellt Herr Prokurist Graf an. Der Weg dorthin ist folgender: Ringbahn am Hauptbahnhof, Umsteigbillet am Deichtor in Linie 12 oder 24, die durch die Grosse Reichenstr. bis Afrikahaus Nr. 27 fahren.

Regelmässige Post- und Passagierdampferverbindung zwischen Bombay via Seychellen und der Ost- und Südostküste Afrikas mit Anschluss an die Hauptdampfer.

5. **Küstenlinien.** Regelmässige Verbindung zwischen den Häfen Deutsch-Ostafrikas und Portugiesisch-Ostafrikas im Anschluss an die Hauptdampfer.

Die Dampfer der beiden Hauptlinien machen also Rundfahrten um ganz Afrika herum. Eine solche Reise dauert von Hamburg bis Hamburg etwa 86 Tage.

Angelaufen werden auf der östlichen Rundfahrt folgende Häfen in Afrika (bzw. Arabien): Port Said, Suez, Aden, Kilindini, Tanga, Daressalam, Sansibar, Mozambique, Chinde, Beira, Lourenço Marques, Durban, East London, Port Elizabeth, Kapstadt, Lüderitzbucht, Swakopmund. Auf der westlichen Rundfahrt werden, natürlich in umgekehrter Reihenfolge, dieselben Plätze besucht. Die Liegezeit in den einzelnen Häfen beträgt einige Stunden bis vier Tage, infolge der schlechten Bahnverbindungen meist zu wenig, um Reisen ins Innere von Afrika zu machen. Die Fahrt ist aber doch lohnend.

Auf der Bombay-Linie, welche wieder aus verschiedenen einzelnen Linien besteht, werden je nachdem folgende Häfen angelaufen: Rangoon, Colombo, Bombay, Goa, Torbundes in Indien, Mahé auf den Seyschellen, Lamu, Mombassa, Tanga, Sansibar, Daressalam, Bagamoyo, Kilwa, Lindi, Mikindani, Ibo, Mozambique, Beira, Inhambane, Delagoa-Bay, Durham in Ostafrika und endlich Nossibé und Majunga auf Madagaskar.

VI. Woermann-Linie.

Von den vielen Linien dieser Reederei kommt für Schiffsärzte nur eine in Betracht, nämlich die **Kamerun-Hauptlinie**.

Die Dampfer fahren am 9. und 24. jedes Monats[1] über Dover und Boulogne, Madeira, Las Palmas oder Teneriffa, Conakry, Freetown, Monrovia, Grand Bassam, Sokondi, Accra, Lome, Lagos nach Kamerun, welch letzteres in etwa 3 Wochen erreicht wird. Aufenthalt in Duala 1 Woche. Dauer der ganzen Reise 7 Wochen.

Ausser einem neuen in Bau befindlichen Dampfer von 7000 Tons kommen die Dampfer „Professor Woermann", „Henny Woermann", „Eleonore Woermann", „Lucie Woermann" und „Alexandra Woermann" für den Dienst auf dieser Linie und somit für Schiffsärzte in Betracht.

---

[1] Von Mitte 1914 ab drei Expeditionen pro Monat.

III. Kapitel.
**Bewerbung um Schiffsarztstellen.
Anstellungsbedingungen der Reedereien.**

Seit dem Jahre 1907 übernimmt der Leipziger Verband (Leipzig, Dufourstr. 18) die Vermittlung der Schiffsarztstellen und zwar bei allen Reedereien. (Jedoch stellen neuerdings auch die letzteren direkt Aerzte an.)

Man schreibt an den Verband[1]) und gibt an, mit welcher Gesellschaft zu fahren gewünscht wird[2]). Alsbald erhält man dann die gedruckten Vermittlungs- und vertragsmässigen Anstellungsbedingungen des Verbandes, ferner die Anstellungsbedingungen der Gesellschaft, bei welcher man sich zu bewerben wünscht, sowie einen mit zahlreichen Fragen versehenen Personalbogen. Sämtliche weitere Verhandlungen erfolgen durch den Verband, dessen Vermittlung völlig kostenlos geschieht[3]).

Aus dem den sich bewerbenden Kollegen seitens des Verbandes zugehenden Schreiben entnehmen wir die folgenden sehr richtigen Sätze:

---

1) In allen Briefen ist deutliche Unterschrift mit Vornamen, evtl. Stempel, erforderlich. Auch vergesse man bei späteren Briefen nicht, die Adresse beizufügen.

2) Die meisten Kollegen haben bezüglich der Dampfer zu hochgehende Wünsche. Ehe sie überhaupt noch eine Reise gemacht haben, oder schon auf der ersten Reise erbitten sie sich gleich die besten Dampfer. Abgesehen davon, dass die meisten kaum fähig wären, grosse Dampfer zu versehen, besonders wegen der Unkenntnis fremder Sprachen, müssen sie sich doch selbst sagen, dass bei jeder Reederei die Besetzung doch einigermassen nach Ancienität geht.

3 Wenn die Papiere an den L. V. eingesandt sind, so ist es ganz überflüssig, bei der Reederei oder beim Chefarzt anzufragen, ob diese Papiere angekommen sind, und wann der Bewerber auf Anstellung rechnen kann Wenn eine Vakanz vorhanden ist, erhält er sofort Gestellungsordre, die umgehend zu beantworten ist, d. h. man schreibt oder telegraphiert: Ich komme.

Eine Meldung beim L. V. während der Ableistung des praktischen Jahres hat gar keinen Zweck, da nur Meldungen mit der Approbation angenommen werden können, wie dies die Auswandererbehörde verlangt.

„Alle Kollegen mögen den Erfahrungssatz beherzigen, dass der Schiffsarzt meist die Achtung an Bord geniesst, die er sich zu erringen versteht. Jeder, der dies ausser Augen lässt, schädigt nicht allein sich selbst, sondern auch seinen ganzen Stand. Wir glauben uns daher der sicheren Erwartung hingeben zu dürfen, dass jeder Schiffsarzt durch gewissenhafte Erfüllung seiner Pflichten als Arzt und durch tadelloses Verhalten gegenüber Passagieren und Mannschaften das Ansehen des ärztlichen Standes hochzuhalten und zu fördern bestrebt sein wird."

Die **Vermittlungsbedingungen des Verbandes** sind folgende:

1. Rücksendung des sorgfältig, kurz und genau beantworteten Fragebogens. (Leserlich schreiben!)

2. Einsendung folgender Papiere: Amtlich[1]) beglaubigte Approbationsabschrift und Photographie, bei H. A. L. und Kosmos auch Lebenslauf[2]).

3. Wer sich für dringende Fälle zu sofortigem Antritt einer Reise bereit erklärt hat, muss für Mitteilungen stets erreichbar und reisefertig sein.

4. Nachträgliche Ablehnung angenommener Schiffsarztstellen ist nur bei Eintritt zwingender Gründe zulässig und dann sofort der Vermittlungsstelle und der betreffenden Schiffahrtsgesellschaft unter Angabe jener Gründe zu melden. Wird durch plötzliche Erkrankung die Abreise unmöglich, so ist der Mitteilung ein ärztliches Zeugnis beizufügen.

5. Verpflichtung zu sofortiger Meldung an den Verband über jeden Wohnungs- oder Ortswechsel bis zum Antreten der Stellung als Schiffsarzt, der Zeit des Beginns und der Beendigung einer Seereise unter Angabe der neuen Adresse. In letzterem Falle Mitteilung, ob, wann, auf welchen Linien und von welcher Reederei die Uebernahme einer neuen Schiffsarztstelle oder einer anderen ärztlichen Stelle, wie als Vertreter, Assistent usf., gewünscht wird.

6. Da Vermittlungstätigkeit des Verbandes kostenlos, so ist nur Erstattung barer Auslagen für Porto usw.

---

1) Eine vom L. V. beglaubigte Abschrift wird auch akzeptiert. (Anm. der Verf.)

2) Beim Lloyd ausserdem erwünscht: Zeugnisse aus der letzten Zeit der Tätigkeit und behördliches Führungsattest.

Die Papiere bleiben bei der Reederei, solange der Arzt fährt oder Bewerber bleibt.

Bewerbung und Anstellungsbedingungen.

erforderlich. Die Kostenbeträge können der Einfachheit halber auch in deutschen Briefmarken eingesandt werden.
Eine besondere Benachrichtigung von seiten der Reedereien über die durch den Verband erfolgte Anmeldung — nicht Anstellung — erhalten die Bewerber nicht. Ebenso erklärten die Reedereien jede weitere Anfrage der Bewerber über Einstellung oder Einberufung für überflüssig, da ohnedies rechtzeitige Benachrichtigung erfolgt (siehe Fussnote 3, S. 25).

Die zwischen den Reedereien und dem Verband vertragsmässig festgelegten **Anstellungsbedingungen**[1]) lauten folgendermassen:

§ 1. Gehalt:
  1. a) Monatsgehalt für überseeische Fahrten ausser freier Station:

im 1. Jahre	150 Mark	Lloyd, H. A. L., H. S.D.G., Kosmos	175 Mark	Woermann und D.O.A.L.,
„ 2. „	175 „		200 „	
„ 3. „	200 „		225 „	
nach 5 Jahren	250 „		275 „	
„ 10 „	300 „		325 „	

    sowie auf den Afrika-Dampfern der H. A. L. (bei freier Behandlung der Tropenkranken auf der Rückreise).

  b) Monatsgehalt für Küstenfahrten (z. B. China usf.) ausser freier Station.

1. Halbjahr	250 Mark	Lloyd, H. A. L., H. S.D.G., Kosmos	275 Mark	Woermann u. D. O.A.L.
2. „	300 „		325 „	
3. „	350 „		375 „	

  2. Barauszahlung der üblichen **Getränkekompetenzen**[2]).

---

[1]) Die Verpflichtungsdauer beträgt beim Lloyd mindestens 6 Monate (für Küstenfahrt 12 Monate). In der Saison oder in besonderen Fällen stellt der Lloyd auch für einzelne Reisen Aerzte an. Die Hamburger Reedereien stellen ihre Aerzte für einzelne Reisen an, deren Dauer bei der H. A. L. 32 Tage bis 5 Monate, bei der H. S. D. G. 2½ bis 4 Monate, bei Kosmos 4—9 Monate, bei Woermann 7 Wochen, bei der D. O. A. L. 3 Monate und mehr beträgt (die letzteren beiden im Küstendienst 6—7 Monate).

[2]) Beim Lloyd = M. 2, bei den Hamburger Reedereien die eines ersten Offiziers, jedoch mindestens M. 2 pro Tag. (In Wirklichkeit wie folgt: beim Kosmos = M. 1,50, bei den übrigen Hamburger

III. Kapitel.

3. Der Schiffsarzt hat das Recht, für ärztliche Behandlung krank an Bord kommender oder an Geschlechtskrankheiten leidender Kajütspassagiere erster Klasse Honorar zu verlangen unter Zugrundelegung der geltenden „Preussischen Gebührenordnung". Woermann- und Ost-Afrika-Linie sowie H. A. L. auf den Afrika-Dampfern gestatten aber bei Tropenkranken Honorarberechnung nicht für die Rückreise, sie zahlen deshalb (s. 1) 25 M. Monatsgehalt mehr.
4. Der Schiffsarzt hat den Rang eines ersten Offiziers, verzichtet aber auf die entsprechenden äusseren Abzeichen. Etwaige Uniformen sind mit Aeskulapstab und blauem Samtkragen zu versehen. Bei Wegfall der Uniform ist Dienstmütze zu tragen.
5. Dem Arzt wird eine seinem „Rang entsprechende" — in Lage, Grösse und Ausstattung im Durchschnitt nicht hinter den Kabinen der Schiffsoffiziere gleichen Ranges[1]) zurückstehende Kabine angewiesen, soweit die sonstigen Betriebsanforderungen es zulassen.

Dem zweiten Arzt ist, sofern kein festes Zimmer für ihn vorgesehen sein sollte, ein angemessenes Passagierzimmer zur Verfügung zu stellen.

Den für die Küstenfahrt bestimmten oder von der Station zurückkehrenden Aerzten wird auf den Dampfern der Hauptlinie, mit denen sie die Reise als Passagier zurücklegen, ein Platz erster Kajüte überlassen. Sollte zur Zeit der Ablösung die erste Kajüte schon vollständig besetzt sein, kann den Aerzten ausnahmsweise ein Zimmer zweiter Klasse angewiesen werden, während sie im übrigen als Passagiere erster Klasse anzusehen sind.
6. Da das Unterbringen der Apotheke im Arztzimmer aus hygienischen und anderen Gründen als unzulässig zu erachten ist, so verpflichten sich die Schiffahrtsgesellschaften, die Trennung von Apotheke und Arztkabine bei allen Neubauten vorzusehen und auf älteren Schiffen tunlichst durchzuführen.

Reedereien die eines ersten Offiziers [H. A. L. = 2 M., Afrikalinie 3 M.]. In fremden nördlichen [von 40°] Häfen [und auf der Elbe] halbe Kompetenzen, in südlichen volle, im Hamburger Hafen keine. Persienfahrt: Sommermonate — ausgehend Djibuti — rückkehrend doppelte Kompetenzen. Auf manchen Routen freier Tischwein. Anm. der Verf.).

1) Also der ersten Offiziere.

7. Die bisherige Bestimmung, dass „Schiffsärzte nicht länger als drei Jahre im Dienst belassen werden sollen", fällt weg.

§ 2. Die Schiffahrtsgesellschaften werden eine Regelung der Beurlaubung der Aerzte vornehmen[1]). Die Wünsche der Aerzte hinsichtlich der Urlaubserteilung sollen möglichst berücksichtigt werden.

§ 3. Bei der Anstellung von Schiffsärzten werden die von der Abteilung für Stellenvermittlung des **Leipziger Wirtschaftlichen Verbandes** überwiesenen geeigneten Bewerber in **erster Linie** berücksichtigt.

Es würde zu weit führen, sich auf eine **kritische Besprechung** der genannten Punkte einzulassen. Wir wollen nur erwähnen, dass einige Punkte und zwar zu Gunsten der Aerzte anders gehandhabt werden; so greifen wir nur beispielsweise Anmerkung 1 und 2 auf Seite 27 (bekanntlich werden Schiffsärzte ausnahmsweise auch auf kürzere Zeit angestellt) und Punkt 4 heraus (der blaue Samtkragen ist durchaus nicht bei allen Reedereien üblich).

Was die ungleich wichtigeren und genau durchzulesenden **Anstellungsbedingungen der Reedereien** betrifft, so sind sie in den Grundzügen überall gleich und weichen nur in einigen, z. T. durch die Verschiedenartigkeit des Betriebes zu erklärenden Einzelheiten von einander ab.

Im Nachfolgenden geben wir der Einfachheit wegen nur die Anstellungsbedingungen der Hamburg-Amerika Linie wörtlich[2]) wieder, um im Anschluss daran wichtigere abweichende Bestimmungen der anderen Gesellschaften anzuführen:

1. Jeder Bewerber hat sich vor dem Dienstantritte über seine Approbation und seine Tauglichkeit zum Schiffsarzte dem Chefarzte der Gesellschaft, sowie dem Hafenarzte und und der Auswanderungsbehörde gegenüber auszuweisen.

2. Die Gage des Schiffsarztes beträgt M. 150,— monatlich. Sie steigt nach einjähriger ununterbrochener Dienstzeit auf M. 175,—, nach zweijähriger auf M. 200,—, nach

---

1) Beim Lloyd erhält jeder Offizier, also auch der Arzt, bis zu seinem 15. Dienstjahre einen jährlichen Urlaub von 7 Tagen mit Gehalt, nach dem 15. Dienstjahre einen solchen von 14 Tagen mit Gehalt. Urlaub ohne Gehalt kann der Schiffsarzt in unbeschränktem Masse erhalten.

2) Die Fussnoten stammen fast alle von den Verf.

fünfjähriger auf M. 250,— und nach zehnjähriger auf M. 300,—.

3. Der Schiffsarzt steht im Range des ersten Offiziers; er hat an Bord freie Station und die vertragsmässig festgesetzten Getränke-Kompetenzen, die ihm auf Wunsch bar ausbezahlt werden.

4. Der Schiffsarzt muss an Bord die vorschriftsmässige Kompagnie-Uniform[1]) tragen, die er aus eigenen Mitteln anzuschaffen hat.

5. Der Schiffsarzt ist, wie jeder andere Angestellte des Schiffes, der Schiffsdisziplin und Seemannsordnung unterworfen und hat den dienstlichen Anordnungen des Kapitäns oder seines Stellvertreters Folge zu leisten.

6. Der Schiffsarzt ist, falls er sein Dienstverhältnis zu der Gesellschaft zu lösen wünscht, bei einer Geldstrafe in der Höhe seiner letzten Monatsgage verpflichtet, dem Chefarzte mindestens einen Monat vor dem beabsichtigten Abgange schriftliche Anzeige davon zu machen. Bei etwaigem Abgange ohne vorherige vorschriftsmässige Kündigung ist der Schiffsarzt für alle daraus entstehenden Folgen verantwortlich. Im übrigen finden die Bestimmungen der Hamburgischen Musterrolle auf ihn Anwendung.

7. Er hat auf dem Schiffe, für das er bestimmt ist, und, wenn es verlangt wird, auch auf andern Schiffen der Gesellschaft die ärztlichen Funktionen bezüglich der Mannschaften und Passagiere wahrzunehmen. — Diese Bestimmung gilt nicht nur für Hamburg, sondern auch für ausländische Häfen.

8. Der Schiffsarzt hat die Schiffsbesatzung vor Beginn der Reise ärztlich zu untersuchen (besonders in ausländischen Häfen. Anm. d. Verf.).

9. Er ist auch während der Liegezeit des Schiffes in einem Hafen verpflichtet, dem Gesundheitszustande der an Bord befindlichen Personen seine ungeteilte Aufmerksamkeit zu widmen. — Während der Reise hat der Schiffsarzt regelmässig wenigstens zweimal täglich zu geeigneter Zeit einen

---

1) Dazu gehört die vorschriftsmässige blaue und ev. weisse Mütze, bei Passagierdampfern mit I. Kajüte auch Galarock, nach den Tropen Tropenanzug (und Dinner-Jacket).

Kosten der Uniform: Jacketanzug: Serge 55—65 M., Tuch 80—85 M., Galarock 75, leihweise 20 M. Tropenanzug das Stück 12—14 M. Blaue Mütze 5, weisse 7,40 M. mit 6 Bezügen. Weisses Rauchjacket 8,50 M.

Rundgang durch die Passagierräume zu machen, um den Gesundheitszustand der Passagiere zu kontrollieren. — Ausführliche Dienstanweisung befindet sich an Bord.

10. An Bord der Schiffe befinden sich eine Apotheke und die für den ärztlichen Schiffsdienst erforderlichen chirurgischen usw. Instrumente, für deren sorgfältige Erhaltung der Arzt persönlich haftbar ist.

11. Honorar für geleistete ärztliche Dienste darf der Schiffsarzt nur von krank an Bord gekommenen Passagieren I. Klasse fordern, die seine Hilfe wegen dieser Krankheit in Anspruch genommen haben. Er ist ausserdem berechtigt, Honorar, das ihm die nicht zur Zahlung verpflichteten Passagiere freiwillig für seine ärztlichen Bemühungen anbieten, anzunehmen. Für die verabfolgten Medikamente usw. darf Zahlung in keinem Falle angenommen werden.

12. Die Direktion hat das Recht, den Schiffsarzt jederzeit auf einen anderen Dampfer zu versetzen[1]).

13. Jeder Bewerbung ist ein kurzes curriculum vitae, ein Gesundheitsattest, **eine amtlich beglaubigte Abschrift der auf einer reichs-deutschen Universität erlangten Approbation**[2]), die anliegenden beiden Formulare ausgefüllt und eine Photographie beizulegen. Diese Papiere bleiben bei den Akten der Gesellschaft, bis der betreffende Herr aufhört zu fahren, oder bis er seine Bewerbung zurückzieht.

14. **Beim Dienstantritt sind mitzubringen: Militärpass**, event. **Ausweis über Ausmusterung**

---

[1]) Andererseits kann dem Arzt unter Umständen eine Versetzung sehr willkommen sein. So können Aerzte z. B. nach New York fahren und dort längere Zeit bleiben, um mit einem späteren Dampfer nach Wahl zurückzufahren; ersteres kann natürlich nur mit einem Extradampfer geschehen, sehr selten mit einem regulären. Solche Dampfer werden von Zeit zu Zeit mit nur ca. 28 Zwischendeckern expediert, es wird aber der Termin ihrer Expedition immer erst kurz vor der Abfahrt angesetzt. Diejenigen Herren, welche auf eine solche Fahrt reflektieren, können das in ihrem Gesuche vermerken, müssen aber dann ruhig abwarten, bis sie Gestellungsordre bekommen, und dann bereit sein. (Vgl. S. 16.)

Im Anschluss hieran sei vermerkt, dass keine deutsche Gesellschaft Reisespesen von der Heimat nach dem Abfahrtshafen zahlt. Wer also z. B. in München wohnt und von Hamburg aus eine Reise antritt, wird selbstverständlich keinen Anspruch auf Erstattung der Reisekosten München-Hamburg haben. Vgl. Fussnote S. 17.

[2]) Wenige Aerzte machen sich einen Begriff, wie nötig diese ist. Denn vor der Anstellung muss die Erlaubnis hierzu von der Polizei eingeholt werden, die eine beglaubigte Abschrift verlangt.

Auslosung), event. (bei Sanitätsoffizieren) Patent und Urlaubsbewilligung vom Bezirkskommando; (evtl., wenn älter als 39 Jahre — Zusatz des Verf.) Geburts-[1]) oder Taufzeugnis.

Einige abweichende, besondere Bestimmungen.

Uniform[2]). Der Lloyd verlangt keine Uniform, sondern nur eine Dienstmütze. Der Kosmos schreibt nur für seine grösseren Passagierdampfer Uniform vor, sonst Dienstmütze, und liefert leihweise Cocarde und Knöpfe.

Die H. S. D. G. liefert Knöpfe, Mütze und Wappen kostenfrei (kein Uniformzwang, aber Uniform auf Passagierdampfern erwünscht), die D. O. A. L. und die Woermann-Linie auch die Aeskulapstäbe gegen Hinterlegung von 5 Mark.

Gehalt. Die D. O. A. L. und die Woermann-Linie zahlen 195 Mark monatlich (anstatt 175 Mark) an Aerzte, die eine Bescheinigung des Hafenarztes über einen erfolgreichen Kursus im tropenhygienischen Institut in Hamburg aufweisen können.

Der Lloyd gibt auf einigen Linien Wäschegelder, die H. A. L. auf der Persienfahrt, sowie Vergnügungsfahrt nach Westindien.

Heuerauszahlung. Die H. S. D. G., die Kosmos-, D. O. A. L. und die Woermann-Linie zahlen eine Monatsgage im voraus, letztere beiden jedoch nur auf Antrag; auch die H. A. L. eine halbe, jedoch nur auf besondere Anweisung durch den Chefarzt.

Versicherung. Die D. O. A. L. und die Woermann-Linie versichern die Effekten des Arztes bis zu 800 Mark auf Grund eigener Versicherung; desgl. H. A. L. bis zu 600 Mark, der Lloyd bis zu 600 Mark durch Beitritt der Aerzte in die Seemannskasse.

Verpflichtungen. Die Aerzte der D. O. A. L. müssen als Kriegsfreiwillige in den Marinedienst übertreten, wenn der Dampfer bei einer teilweisen oder vollständigen Mobilmachung von der Marine gekauft, gemietet oder requiriert wird.

---

1) Nur Geburtszeugnis ist bei älteren Herren notwendig.

2) Uniformzwang besteht nur bei den meisten Hamburger Reedereien; bei der H. A L. selbst für die kleinste Reise und zwar Galarockzwang für alle I. Klasse-Passagierdampfer. Alles (Uniform, Abzeichen, Knöpfe, Mütze) muss der Arzt bezahlen.

Aerzte des Lloyd haben bei Ablösungsmannschaften gewünschten Falles die beim Militär üblichen Untersuchungen zu übernehmen.

Unfall- und Invaliditätsbestimmungen. Sämtliche Schiffsärzte unterstehen, wie jeder angemusterte Seemann, der Seemannsordnung, sie haben also Beiträge für die Unfalls- und Invaliditätsgefahr zu bezahlen (etwa 20 Pfg. wöchentlich). Dafür haben sie auch Rechte. Im Falle einer Erkrankung sind die Reedereien verpflichtet, dieselben 6 Monate lang in einem Krankenhause zu behandeln (die Gesellschaften gewähren für sämtliche Offiziere nur 2. Klasse); sind die Aerzte verheiratet, so wird ihnen ausserdem noch der 4. Teil des Gehaltes ausbezahlt. Sind dieselben in 6 Monaten nicht geheilt, so wird ihnen pünktlich eine Rente ausbezahlt, die bei einem Unfalle beträchtlich sein kann.

Die Aerzte des Lloyd sind ausserdem nach fünf Jahren pensionsberechtigt, ebenso wie ihre Witwen und Waisen; die Höchstpension, die ein Arzt beziehen kann, ist 6 Monate seines Gehaltes (also 1800 Mark jährlich) nach 25 jähriger Dienstzeit. Für diesen Zweck müssen die Aerzte, wie jeder Angestellte des Lloyd, 5% ihres Gehaltes bezahlen.

Einige Bestimmungen aus den Anstellungsbedingungen des Lloyd. Der Norddeutsche Lloyd stellt nur körperlich gesunde, unbescholtene und in Deutschland approbierte Aerzte an. Bei Bewerbung sind die folgenden Papiere einzureichen: Approbationsschein bzw. beglaubigte Abschrift desselben, Lebenslauf und ferner die Zeugnisse aus der letzten Zeit der Tätigkeit, behördliches Führungsattest, Photographie, sowie etwaige Empfehlungen. Sämtliche eingereichten Papiere werden nach Einsichtnahme zurückgesandt. Ausserdem ist der angefügte Fragebogen ausgefüllt zurückzusenden. Die für die Küstenfahrt in Frage kommenden Aerzte haben ferner ein Attest über ihre Tropendienstfähigkeit vorzulegen. Bei Anstellung sind mitzubringen: Original-Approbationsschein und geordnete Militärpapiere, ohne welche die Anmusterung nicht erfolgen kann.

Die Aerzte der indisch-chinesischen Küstenlinien legen die Aus- und Heimreise mit einem Reichspostdampfer als Passagier zurück, beziehen aber auch für diese Reisen dasselbe Gehalt sowie die sonstigen Kompetenzen der im gleichen Dienstalter stehenden Aerzte der Hauptlinien. Während der Dienstzeit auf den Küstenlinien finden dieselben vornehmlich für Reisen zwischen Hongkong-Swatow-

Singapore-Bangkok Verwendung, doch kommen zeitweilig auch noch andere Linien in Betracht; ausserdem wird den Aerzten Gelegenheit geboten, eine Reise mit einem Dampfer der Zweiglinie von Hongkong über Japan, Neu-Guinea nach Sydney, sowie ev. Singapore-Neu-Guinea und zurück zu machen. Ferner ist den Aerzten freigestellt, für die Heimreise einen der Reichspostdampfer auf dem Wege über Japan zu benutzen.

Die neu eintretenden Aerzte haben in der Regel zunächst einige Reisen nach Nordamerika zurückzulegen. Im übrigen finden beim Lloyd, soweit als möglich, von Reise zu Reise Versetzungen der Aerzte statt.

Für die Aerzte der transatlantischen Fahrt kommen folgende Linien in Frage: Schnell- und Postdampferlinie von Bremen nach New York, Bremen-Baltimore, Bremen-Boston, Bremen-Philadelphia, Bremen-Galveston, Bremen-New Orleans, Bremen-Cuba über Antwerpen und eventl. Coruña, Bremen-Brasilien über Antwerpen, Leixões (Oporto), Lissabon eventl. Madeira, Bremen-La Plata über Antwerpen, spanische Häfen und Rio de Janeiro, Bremen-Ostasien (Reichspostdampferlinie), Bremen-Australien (Reichspostdampferlinie), Mittelmeerlinie Genua-New York, Marseille-Alexandrien, und endlich auch Sonderfahrten nach dem Norden, dem Mittelmeer usw.

Deutscher Schulschiff-Verein (Bremen, Herrlichkeit 5). — Der Verein hat 2 vollgetakelte Dreimast-Segelschiffe, Prinzess Eitel Friedrich (1566 t) und Grossherzogin Elisabeth (1260 t). Ersteres ist seit April 1910 in Fahrt; in den Sommermonaten macht es Reisen in Ost- und Nordsee, im Winter eine 6monatige Reise nach Westindien, wobei eine Reihe von Häfen[1]) angelaufen werden. Es bleibt das ganze Jahr in Dienst. Letzteres (ältere) Schiff macht von April bis November Reisen[2]) in Ost- und Nordsee, ist also zurzeit nur 7 Monate in Dienst; im Winter liegt es in Bremerhaven auf. Besatzung und Arzt werden abgemustert, während dies beim anderen Schiff nicht der Fall ist.

Ein drittes, augenblicklich in Bau befindliches Schulschiff ist als Segelschiff mit Hilfsmotor (Verbrennungsmotor)

---

1) Kopenhagen, Zoppot, Travemünde, Apenrade, Sonderburg (47 Seetage, 48 Hafentage). Cadiz, Las Palmas, Barbados, Dominica, St. Thomas, Kingston, Havana, Plymouth, Hamburg (104 Seetage, 77 Hafentage). Reiseplan 1911.

2) Aarhus, Travemünde, Swinemünde, Zoppot, Karlskrona, Eckernförde (40 Seetage, 88 Hafentage!).

in Auftrag gegeben und wird April 1914 in Dienst gestellt. Es bleibt während des ganzen Jahres in Dienst, macht in den Sommermonaten April bis September Reisen in der Ost- und Nordsee, im Winter nach dem Mittelmeer und den Inseln im Atlantischen Ozean.

Der Verein bezieht seine Aerzte durch Vermittlung des Leipziger Verbandes, aber auch durch die Vermittlung der Kaiserlichen Marine. Die Uniform ist der in der Marine üblichen ähnlich, aber ohne Rangabzeichen. Der Arzt der Grossherzogin Elisabeth braucht nur Dienstmütze mit Vereinsabzeichen.

Der Arzt hat eine eigene Kammer, die Apotheke befindet sich neben dem Lazarett.

Monatsgehalt 225 Mark im ersten, 250 Mark im zweiten Jahre postnumerando; weitere Gehaltserhöhungen bleiben vorbehalten. Verpflegung wird von den Offizieren selbst geregelt, wofür im Inlande 3 Mark, im Auslande 4 Mark für Person und Tag vergütet werden (es sollen dabei noch Ersparnisse zu erzielen sein).

Gewünscht wird eine Verpflichtung auf 1 Jahr bezw. für die ganze Indiensthaltung, doch hat sich diese Bedingung nicht immer aufrecht erhalten lassen. Kündigung 2 Monate vor beabsichtigtem Austritt.

Die Seite 25 erwähnten **Personalfragen** haben fast übereinstimmend die gleiche Fassung: Namen, Wohnung, Alter, Gesundheit, ob schon gefahren und wo, Militärverhältnis, Approbation, wo Praxis bzw. Assistenz, auf wie lange wird beabsichtigt, Schiffsarzt zu sein; Referenzen zum Einholen von Auskünften, jetzige und eventuell spätere Adressen, Adresse der Eltern. Einzelne Behörden fragen noch nach Staatsangehörigkeit, Religion, Promotion, Note im Examen und nach den Kenntnissen in neueren Sprachen.

Die Fragebogen[1] sind von der Auswandererbe-

---

[1] Die Fragebogen sind genau und deutlich geschrieben auszufüllen, da sie auch für Andere leserlich sein sollen. Unter „Approbiert" ist gemeint die Universität, wo das Examen abgelegt wurde, nicht die Hauptstadt des betr. Landes, wo die Approbation ausgestellt ist. Unter „Jahr" versteht die Reederei, wann die Approbation erteilt ist, also nach Absolvierung des praktischen Jahres. Unter „wie lange gedenken Sie zu fahren" muss angegeben werden, wieviel Monate oder Jahre, nicht eine oder zwei Reisen, da diese verschieden lang sind. Unter „Adresse" ist nicht

hörde[1]) aufgesetzt und werden mit den Dokumenten von dieser, nicht von der Reederei verlangt; die Auswandererbehörde stellt auf Grund der angegebenen Aufenthaltsorte Recherchen nach dem Vorleben der Aerzte an und gibt je nach dem Ausfall dieser Recherchen die Erlaubnis zur Anstellung der Aerzte. Zum Hafenarzt schliesslich muss der Arzt, damit dieser ihm auf Grund der Mitteilung der Auswandererbehörde einen Erlaubnisschein ausstellt, so dass der Arzt anmustern kann.

IV. Kapitel.
Vorbereitungen und Ausrüstung zur Reise.

Hat er sich in der geschilderten Weise um eine Schiffsarztstelle beworben, so dürfte es dem Neuling nur ausnahmsweise gelingen, auf Wochen oder gar Monate im voraus zu einem von ihm gewünschten Termin eine feste Arztstelle zugesichert zu erhalten[2]). Denn erstens ist es für die Reederei selbst aus mannigfaltigen Gründen oft unmöglich, auf längere Zeit im voraus bestimmte Dispositionen

---

nur die augenblickliche, vielleicht nur vorübergehende, anzugeben, sondern eine ständige Adresse, unter der der Bewerber sofort zu erreichen ist.

1) Die Auswandererbehörde in Hamburg ist so eigentümlich, dass sie, wenn sie einem Arzte einmal die Erlaubnis zum Fahren erteilt hat, und dieser Arzt dann ca. ein Jahr nicht fährt, verlangt, dass die Reederei, wenn der Arzt wieder fahren will, noch einmal ein Gesuch um Zulassung dieses Arztes einreicht. Zu diesem Zwecke erhalten solche neu eintretenden Aerzte von der Reederei die Fragebogen wieder zurückgeschickt, damit sie up to date ausgefüllt wieder eingeschickt werden; in diesem Falle ist die Wiedereinreichung einer Approbationsabschrift nicht mehr nötig, weil ja die Auswandererbehörde die Approbation schon das erstemal gesehen hat.

2) Ist er jedoch nicht wählerisch, ist es ihm nur darum zu tun, eine Seereise zu machen, so kann er häufig sofort ein Schiff bekommen. Vollständig illusorisch sind aber z. B. Meldungen im Juli für 15. September bis 1. Dezember oder andere kurz begrenzte Zeiten. Wenn sich jemand im Sommer eines Jahres für eine kurze Reise im nächsten Jahre meldet und das ganze Jahr zu beliebiger Zeit zur Verfügung steht, so hat er Aussicht anzukommen.

zu treffen, und andererseits werden selbstverständlich in erster Linie die Wünsche der bereits im Dienste befindlichen, manchmal sogar schon lange im Hafen auf einen anderen Dampfer wartenden Schiffsärzte bei den Neubesetzungen von Stellungen berücksichtigt. Erst wenn für eine freigewordene Stelle kein bereits angestellter Arzt zur Verfügung steht oder wenn ein solcher, was gelegentlich vorkommt, die Uebernahme der Stelle ablehnt, oder ein bereits Vorgemerkter plötzlich absagt, wird ein neuer Arzt aus der Liste der Angemeldeten berufen. Da heisst es denn, sich in Geduld fassen und ruhig warten, bis man an die Reihe kommt. Nach Wochen oder Monaten läuft dann eines Tages plötzlich ein womöglich eiliges Telegramm mit der Anfrage ein, ob man bereit wäre, am folgenden oder an einem der nächsten Tage in dem Abfahrtshafen einzutreffen. Leider kommt es vor, dass man vielleicht gerade dann zu fahren verhindert ist; man sieht sich daher bedauerlicherweise genötigt, abzutelegraphieren und muss nun weiter auf eine bessere Gelegenheit warten.

Diese Ungewissheit und oft eine vielleicht erklärliche Schwerfälligkeit, sich auf längere Zeit irgendwie binden zu wollen, schreckt viele vom Fahren ab. Es geht aber nicht anders. Jeder Schiffsarzt und wer es werden will, möge bedenken, dass die Reedereien grosse Verkehrs-Institute sind, bei denen der Wechsel eben an der Tagesordnung ist. Auf den Fahrplänen ist nichts richtig als die Bemerkung: „Aenderungen vorbehalten". Der Abfahrtstag der Dampfer kann jeden Tag verschoben werden; ein Dampfer kann ausfallen, ein anderer eingeschoben werden. Auch die Dauer der Reisen ist nie genau anzugeben. Im allgemeinen fahren zwar die grossen regulären Dampfer ziemlich regelmässig und treffen auch meistens auf den Tag ein, aber es gibt auch bei diesen und bei Frachtdampfern häufig Verspätungen. Durch unvorhergesehene Zwischenfälle oder Havarien fällt öfters die folgende Reise eines Dampfers aus; ein anderer Dampfer wird an seine Stelle gesetzt, der nicht das läuft, was der richtige Dampfer gelaufen ist, und so braucht er für diese Reise mehr Zeit. Es ist deshalb auch keiner der Reeder für verspätete Rückkehr verantwortlich zu machen, selbst wenn der Arzt auch eventuell grossen Schaden dadurch hat, dass er später zurückkommt, als er vorher berechnet hat. Kein Gericht würde natürlich den Reeder verurteilen[1]).

---

[1]) Bei Streitigkeiten zwischen Arzt und Reederei haben allein die Seemannsordnung und die Musterrolle Gültigkeit; private Abmachungen zwischen dem Reeder und dem Arzte oder private Versprechungen haben nur insoweit Wert, als solche in der Musterrolle stehen und bei der Anmusterung bekannt gegeben werden.

Wie man sieht, ist es daher ratsam, schon frühzeitig für alle Fälle das zu besorgen, was man für die Reise mitzunehmen gedenkt, und alle sonstigen Vorkehrungen zu treffen. Nachher fehlt oft die dazu notwendige Zeit und vor allem Ueberlegung. Im Folgenden werden wir die einzelnen hierbei in Betracht kommenden Fragen besprechen, die Vertretung, eine eventuelle Versicherung, die Geldangelegenheiten, die berufliche und sonstige Ausrüstung, die Kleidungsfrage und anderes mehr.

Wer bereits niedergelassen ist und nach Rückkehr von der zum Vergnügen oder zur Erholung unternommenen Seereise seine Praxis wieder aufzunehmen gedenkt, muss sich nach einem Vertreter umsehen und gerät, falls ihm nicht zu einem bestimmten Termin eine Schiffsarztstelle zugesagt worden ist, dadurch in eine missliche Lage, dass er einen jederzeit sofort abkömmlichen Vertreter und zwar für eine ihm selbst unter Umständen nur annähernd bekannte Zeit suchen muss, ein Umstand, der besonders dem Landarzt grosse Schwierigkeiten bereiten kann.

Man kann die Sorge um Vertretung dadurch mildern, dass man rechtzeitig mit mehreren, möglichst „elastischen" Vertretern unverbindliche Beziehungen anknüpft, damit, wenn der eine vergeben ist, wenigstens einer von den anderen einspringen kann. Auf diese und ähnliche Art kommt man, wenigstens in der Stadtpraxis, leicht zum Ziel.

Man kann sich und seine Effekten vor Antritt der Reise versichern (die Versicherung letzterer fällt bei manchen Reedereien weg, vgl. S. 32). Durch eindringendes Seewasser, beim Transport oder durch andere Zufälle — so haben z. B. die fast auf allen Schiffen vorhandenen Ratten eine unbegreifliche Vorliebe für Koffer, Stiefel und dergleichen — können leicht erhebliche Beschädigungen wertvoller Gegenstände verursacht werden. Wer bereits versichert ist, achte darauf, dass die Versicherung auch für Uebersee gilt, was namentlich bei Unfallversicherungen, die gerade für Seereisen angebracht sind, nicht der Fall zu sein pflegt. Mit ganz geringen Mehrkosten kann man eine Zusatz-Weltpolice oder eine Seepolice für die Fahrt allein lösen. Dem Arzte, der auch bei schwerstem Wetter und heftig rollendem Schiffe über das von Sturzseen überschwemmte Deck oder auf steilen glatten Treppen ins dunkle Zwischendeck hinunter muss, um die vorgeschriebene Runde zu machen oder Kranken Hilfe zu bringen, kann, besonders wenn er noch keine sicheren Seebeine hat, leicht einmal ein Unfall zustossen, der ihn vielleicht später an der Ausübung seiner Praxis vorübergehend oder dauernd hindert[1]).

Andere sind der Ansicht, dass alle Versicherungen überflüssig sind. Gegen Unfälle ist jeder Schiffsangestellte bekanntlich versichert — doch ist die Rente sehr klein —, Haftpflicht übernimmt jede Gesellschaft für die Angestellten und Feuerschaden wird vielfach bis zu 600 M. ersetzt.

Bei dieser Gelegenheit möchten wir dringend davor warnen, während des Aufenthaltes in einem Hafen die **Kammer** (**und Fenster**) **unverschlossen** zu lassen. Diebstähle gehören an Bord nicht zu den Seltenheiten, besonders wenn das Schiff in fremden Häfen liegt, und allerlei Gesindel sich dann unter irgend einem Vorwand an Bord herumtreibt. Aber, auch in den einheimischen Häfen ist Vorsicht am Platze.

Es ist nicht unbedingt nötig, **viel Geld** mit auf die **Reise zu nehmen.** Hat man die Absicht, in fremden Häfen grössere Anschaffungen zu machen oder Reisen ins Innere zu unternehmen[2]), wozu sich ja häufig vorzügliche Gelegenheit bietet, so ist auf allen grösseren Schiffen (bei der H. A. L. selten) der Zahlmeister nicht nur berechtigt, sondern bei manchen Reedereien sogar verpflichtet, jedem Angestellten an Bord einen bestimmten Vorschuss zu geben, der sich nach der Höhe des Monatsgehaltes richtet und bei Aerzten ziemlich unbeschränkt sein dürfte.

Ebenso ist es meistens überflüssig, sich vorher mit **ausländischem Gelde** zu versehen, wenigstens soweit Reisen nach den Vereinigten Staaten in Frage kommen, denn auch hier hilft der Zahlmeister, welcher in der Regel reichlich mit amerikanischem Gelde versorgt ist, in der Regel gerne aus — allerdings zu hohem Kurs.

Von der H. A. L. und dem Lloyd werden auch Reiseschecks auf alle Weltteile ausgestellt, wodurch man der Mitführung grösserer Barbeträge überhoben wird.

Für Reisen nach anderen Ländern empfiehlt es sich meistens, englisches Geld (Gold) mitzunehmen. Letzteres ist

---

1) Der Schiffsarzt ist zwar staatlich versichert, doch werden keine hohen Summen ausgezahlt.

2) Leider sind manche Vergünstigungen, die die Offiziere und Aerzte in fremden Häfen früher genossen haben, aufgehoben worden, so die Freifahrten auf amerikanischen Eisenbahnen sowie auch unseres Wissens seit einigen Jahren die freie Fahrt von Veracruz nach Mexiko. Nur die Freifahrt von Montreal nach dem Niagara besteht noch (S. 16).

überall bekannt und wird überall gern von den Geschäftsleuten genommen, während sie mit deutschem Gelde oft überhaupt nichts anzufangen wissen. Doch ist dies in letzter Zeit besser geworden.

Wenn auch der Zahlmeister leicht und gern Geld wechselt, so raten wir doch, dieses Geschäft nicht bis auf den letzten Tag zu verschieben, da bei voller Kajüte das Wechselgeld wohl einmal zu Ende geht. In den Vereinigten Staaten z. B. nimmt kein Mensch, mit Ausnahme etwa der Beamten am Pier, anderes Geld in Empfang als amerikanisches, sogar die Verkehrsanstalten nehmen selbst kanadisches nicht an. Einer von uns, der sich auf deutsche Goldstücke verliess, war nahe daran, dort zwei Tage fasten zu müssen, bis es ihm endlich gelang, amerikanisches Wechselgeld zu bekommen. Der andere von uns wäre einmal in Genua bei dem Versuche, einem Geschäftsmann ein deutsches Zehnmarkstück in Zahlung zu geben, beinahe von jenem wegen angeblicher Verausgabung falschen Geldes der Polizei übergeben worden.

Abgesehen von Reiseerinnerungen und Landesspezialitäten **schafft** man zweckmässig und billig auch andere Dinge im **Auslande an**, so kauft man beispielsweise Ledersachen, Stiefel, Gummischuhe und Koffer billiger und vielleicht besser in Amerika ein als hierzulande.

Wenn wir nun zur eigentlichen Ausrüstung übergehen, so kommt die berufliche wenig in Betracht[1]). Die Apotheke (Fig. 1) ist auf allen grösseren und jetzt wohl auch auf allen kleineren Dampfern so reichlich mit Medikamenten ausgestattet, dass schwerlich jemand an Bord wegen Fehlens eines von ihm gewünschten Arzneimittels in Verlegenheit geraten dürfte[2]). Sollte der Arzt vor Antritt der Reise bei Revision der Apotheke gleichwohl noch etwas vermissen, so gestatten manche Reedereien gern die nachträgliche Anschaffung des Fehlenden[3]). Das Gleiche gilt von den Ver-

---

1) Eine **berufliche Vorbereitung**, die sehr zweckdienlich ist und von manchen Reedereien besonders hoch geschätzt wird, ist die Teilnahme an einem 3—5 wöchigen Kursus für Tropenhygiene und Schiffsärzte am **Institut für Schiffs- und Tropenkrankheiten** in Hamburg. Ueber Hamburger Schiffsverhältnisse kann man sich ausserdem an Ort und Stelle dann am besten orientieren. (Siehe auch Fussnote 2, S. 15.)

2) Eine vollständige Angabe des **Inhaltes der Apotheke** findet der Leser im Anhang. Allgemeines über die Apotheke findet sich im Kapitel VI, S. 54. Ueber Anschaffungen im Ausland siehe S. 55.

3) Im übrigen ist damit nicht gesagt, dass es dem Arzt verwehrt sein soll, etwaige ihm unentbehrlich scheinende Medikamente

Vorbereitungen und Ausrüstung zur Reise. 41

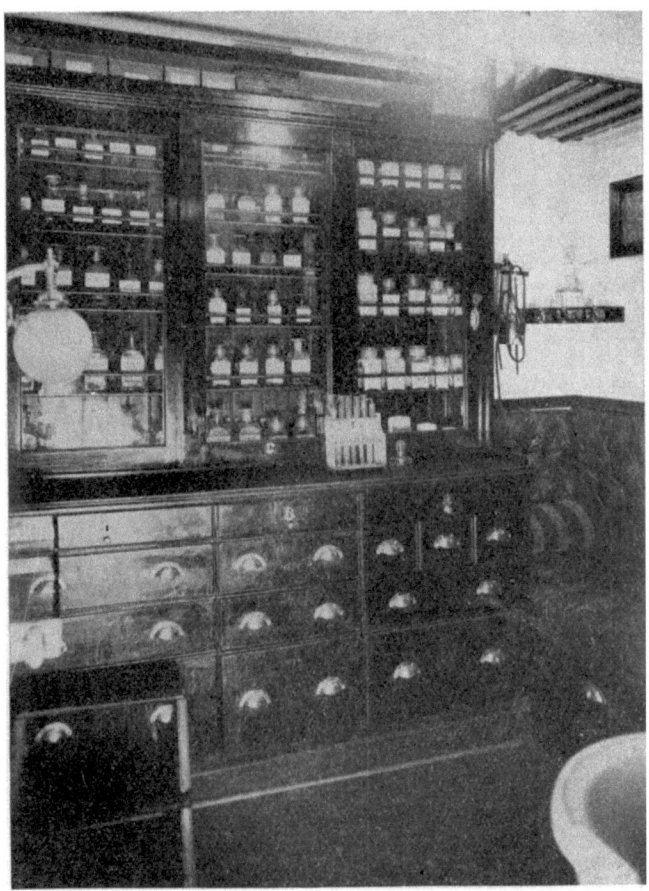

Fig. 1. Apotheke der „Kronprinzessin Cecilie" (Lloyd).

auf eigene Rechnung mitzunehmen. Uns waren einige Schiffsärzte bekannt, welche sich sogar eine Menge amerikanischer Mittel zur grossen Freude der Amerikaner hielten. Einer der Verf. pflegt z. B. Eserintabletten und dergl., einige besondere Instrumente usw. jedesmal mitzunehmen. Vgl. Oppenheimer, Wochenschr. f. Therapie u. Hygiene des Auges. Nr. 6. 1908.

bandstoffen und Instrumenten, welche ebenfalls bei allen grösseren Reedereien in völlig ausreichendem Masse an Bord vorhanden sind.

Spezialärzte könnten bisweilen mit Vorteil einzelne Instrumente mitbringen für den Fall, dass sich Gelegenheit bietet, diesen oder jenen spezialistischen Eingriff auszuführen[1]).

Für rasche und bequeme Untersuchungen im Zwischendeck oder in den oft ziemlich dunklen Kammern erweist sich eine kleine elektrische Taschenlampe mit Ersatzbatterien, die man gelegentlich erneuern kann, sehr nützlich.

Manche Reedereien schreiben, vielfach höchst überflüssigerweise, das Mitbringen eines Taschenbestecks vor, trotzdem alle in einem solchen enthaltenen Instrumente an Bord schon vorhanden sind. Es ist ratsam, auch die mitgebrachten Instrumente zum Schutze gegen Rost sorgfältig, z. B. mit grauer Salbe, einzufetten.

Zur Ausrüstung der Apotheke gehören auch einige **Bücher**, nämlich das hier wertlose „**Arzneibuch für das Deutsche Reich**" (anstatt einer Arzneimittellehre), eine vom Reichsgesundheitsamt herausgegebene zwar populäre, aber als Nachschlagebüchlein auch für Aerzte brauchbare „**Anleitung zur Gesundheitspflege auf Kauffahrteischiffen**", und bei Reisen nach den Tropen das „**Lehrbuch der Tropenkrankheiten**" von **Nocht** oder **Scheube**[2]). Andere medizinische Werke sind an Bord nicht vorhanden, so dass derjenige, der sich in diesem oder jenem Spezialfach nicht genügend bewandert fühlt, immerhin das eine oder andere Kompendium oder Werk mitnehmen kann. Grössere Werke mitzuführen, ist im allgemeinen nicht ratsam, weil dadurch das Gewicht des Gepäcks, das ohnehin schon Unkosten und Umstände genug verursacht, zu sehr erhöht wird. Es müsste denn sein, dass man beabsichtigt, unterwegs grössere Studien zu treiben, wozu sich allerdings, besonders auf Dampfern mit wenig Passagieren und auf Reisen nach den Tropen, ausgezeichnete Gelegenheit bietet, weniger dagegen auf den Reisen nach New York, da der Arzt hier beruflich wie gesellschaftlich in der Regel stark in Anspruch genommen ist.

---

[1] Vgl. Oppenheimer, Wochenschr. f. Therapie u. Hygiene des Auges. Einige Hefte des Jahrganges 1910.

[2] Zur Anschaffung vor der Reise ist empfehlenswert „Tropenkrankheiten und Tropenhygiene" von Ruge und zur Verth. Verlag Klinkhardt, Leipzig. Preis 13 M. Populär gehalten ist Kohlstock, „Ratgeber für die Tropen". 3. Aufl. 1910. Preis 8 M.

Sehr zu empfehlen ist es, sich an Bord (oder schon einige Zeit vorher) mit Sprachstudien zu beschäftigen und sich zu diesem Zweck ausser mit den in Frage kommenden kleinen Lehrbüchern mit den ausgezeichneten und ausserordentlich praktischen Meyerschen Sprachführern zu versehen. Die Reedereien legen teilweise grosses Gewicht darauf, dass der Arzt wenigstens die englische Sprache (event. auch Spanisch) einigermassen beherrscht. Andernfalls ist kaum Aussicht vorhanden, dass man jemals einen erstklassigen Dampfer erhält. Ganz abgesehen davon schadet sich der Arzt, der nur mühsam einige englische Brocken herbeischleppen kann, sowohl beruflich wie gesellschaftlich, namentlich auf Reisen nach New York.

Dr. Roewer spricht in seiner vor etwa 25 Jahren erschienenen Broschüre „Der Schiffsarzt" (Verlag Hirschwald) die folgenden Sätze aus, die noch heute Giltigkeit haben: „Eine der schwächsten Seiten des neueintretenden Arztes bilden fast ausnahmslos die geringen Sprachkenntnisse desselben. Die Folge davon ist, dass er aus einer gewissen Abhängigkeit nicht herauskommt, sondern immer wieder fremden Beistandes bedarf, sei es bei der Behandlung seiner Patienten, sei es bei den Quarantäneverhandlungen, oder wenn er im eigenen Interesse fremdes Land betritt. Wie kläglich, wenn seine ärztliche Hilfe von Damen in Anspruch genommen wird, und er zur Verständigung erst nach einer Mittelsperson sich umsehen muss, oder wenn er an der Tafel einer Unterhaltung in fremder Sprache zu folgen nicht imstande ist, und froh sein darf, wenn die Gesellschaft diesen Mangel nicht auf seine Kosten ausnutzt oder gar, wie bei dem so häufigen Rivalisieren zwischen Angehörigen verschiedener Nationalitäten, ihm in gehässiger Weise seine Unkenntnis fühlbar macht. Mag der Arzt auch seiner dienstlichen Stellung nach im Salon I. Klasse eine massgebende Persönlichkeit sein, ohne Sprachkenntnisse wird er diese Position gesellschaftlich niemals halten können."

Für Reisen nach den Vereinigten Staaten, Canada, Afrika und Australien kommt keine andere Sprache als die englische in Betracht. Für die New York-Italien-Fahrt sind italienische Kenntnisse von Nutzen. Es wäre jedoch zwecklos, nur für den kurzen Aufenthalt in den italienischen Häfen, welche auf den Reisen nach Ostasien, Afrika und Australien angelaufen werden, die Sprache des Landes lernen zu wollen; mit etwas Französisch kann man sich dort fast überall durchhelfen. Dagegen ist es durchaus nötig, für die Reisen nach Brasilien sich etwas portugiesische und für die Reisen nach den übrigen Ländern Südamerikas

— wo die englische Sprache sogar verhasst ist — sowie nach Mittelamerika und Mexiko sich etwas spanische Kenntnisse anzueignen, da in diesen Ländern ausser der Landessprache kaum eine andere Sprache gesprochen und verstanden wird. Uebrigens hat man auf allen Schiffen im Verkehr mit den Passagieren die beste Gelegenheit, sich auch praktisch mit allen möglichen Sprachen zu beschäftigen.

Auf allen Lloyddampfern, welche Auswanderer aus dem östlichen Europa an Bord haben, sind Dolmetscher angestellt, welche der ungarischen und polnischen, oft auch der russischen Sprache mächtig sind. Sie müssen dem Arzte auf seinem Rundgange und in den Sprechstunden zu Diensten stehen. Auf den von Italien nach New York fahrenden Dampfern befindet sich ein italienischer Dolmetscher. Ebenso ist auch auf den Dampfern der südamerikanischen Linien sprachkundiges Bedienungspersonal vorhanden.

Für **Belletristik** schliesslich ist in ausreichendem Masse durch die auf keinem Passagierdampfer fehlende Bibliothek gesorgt, sodass man sich nur in Ausnahmefällen mit Unterhaltungslektüre zu versehen braucht. (Ueber die Kameruner Fahrt orientiert das mit schönem Humor gewürzte Buch des Kollegen Dr. Adam Karillon „Im Lande unserer Urenkel". Daraus mag man ersehen, wie gut sich Schiffsreisen auch schriftstellerisch verwerten lassen — wenn man „nebenher" Dichter ist.) Wer sich gerne über Nautisches, den Reiseweg und die Häfen orientiert, möge sich den kleinen, mit 24 Karten und 127 Hafenplänen ausgestatteten „Seeatlas" von Perthes[1]) anschaffen.

Jagdliebhaber sollten auf Reisen nach den Tropen ihre Büchse nicht vergessen. Sie werden besonders in manchen von der Kultur noch wenig beleckten Häfen Brasiliens, Mexikos und anderer Länder reiche Beute finden.

Jeder Arzt, welcher **photographiert**, möge unbedingt seinen Apparat mitnehmen. Wenn man auch heutzutage überall meist recht gute Photographien — im ganzen Osten bis nach Japan hinauf zu sehr billigen, im Westen, namentlich in Brasilien, zu sehr teuren Preisen — erhalten kann,

---

1) Das Büchlein, 9. Aufl. 1912, kostet 2,40 M. und regt durch den Text zum Verständnis nautischer Dinge an, ein auch sonst nicht zu unterschätzender Vorzug schiffsärztlicher Reisen. Anspruchsvoller, aber besser ist das in Wien erschienene Buch von Dorn „Die Seehäfen des Weltverkehrs".

so gibt es doch kaum eine angenehmere Reiseerinnerung[1]) als selbstgefertigte Bilder. Es empfiehlt sich aber, die etwa bestehenden Landesvorschriften in Bezug auf die Aufnahme von Photographien in den Anlaufhäfen sorgfältig zu beobachten, da in einigen Plätzen, z. B. in Gibraltar, Hongkong in dieser Beziehung **ausserordentlich strenge Bestimmungen** bestehen.

Zum Entwickeln der Photographien befinden sich auf grossen Dampfern vielfach schon besondere Dunkelkammern hergerichtet. Andernfalls kann man sich das Arztzimmer oder einen anderen Raum an Bord mit Leichtigkeit zu einer solchen umgestalten. Schlimmsten Falles kann man ja auch die Platten in einem grösseren Hafenplatze einem Photographen zum Entwickeln übergeben.

Auf vielen grösseren Dampfern beschäftigt sich irgend jemand von der Besatzung im Nebenamt mit Photographieren, z. B. der Drucker, und ist dann immer zur Aushilfe bereit. Films und Chemikalien erhält man zudem fast in jedem Hafen, falls der mitgenommene Vorrat nicht ausreichen sollte.

Geologen, Zoologen und **Botaniker** haben überall mehr oder weniger günstige Gelegenheit, reiche Sammlungen anzulegen und werden selbst am besten wissen, was zu ihrer Ausrüstung erforderlich ist. Wer sich über die **Sammlung medizinisch** wichtiger Objekte auf Schiffsreisen, z. B. Helminthen, Insekten und Gifttiere sowie anderer Präparate im voraus informieren will, findet vier Seiten hierüber in **Nocht,** „**Vorlesungen für Schiffsärzte**", Seite 320[2]).

Eine sehr schwierige Frage ist diejenige der Versorgung mit **Kleidung** und **Wäsche.** Jahreszeit, Ziel und Dauer der Reise, sowie persönliche Gewohnheiten sind bei dieser die massgebenden Faktoren, bei jener ausserdem die Art des Dampfers.

Was die **Oberkleidung** betrifft, so liegt die Sache einfach, wenn die Reederei, wie u. a. die H. A. L., eine Uniform **vorschreibt.** Gleich bei der Meldung im Bureau, d. h. beim Chefarzt der H. A. L., oder früher erfährt man auf Wunsch die Adresse eines Schneiders, welcher nötigenfalls innerhalb

---

1) Auch als Quelle angenehmer Nebeneinnahmen kann der Apparat unter Umständen dienen.

2) Dieses im Jahre 1906 bei Thieme, Leipzig, erschienene Buch (Preis 8,40 M.) sei hiermit empfohlen. Es enthält über 300 Seiten sowie 3 Tafeln mit Blut- und Parasitenbefunden.

24 Stunden die Uniform herstellt[1]). Handelt es sich um einen einfachen Passagierdampfer oder gar um einen Frachtdampfer, so genügt eine einzige Sergeuniform (Jacket und Hose), welche je nach Qualität 40—60 Mark kostet und auch für eine Reise von 4—5 Monaten wohl ausreicht. Auf erstklassigen Dampfern wird ausser dieser häufig noch eine bessere Uniform (der sogen. Uniform- oder Galarock) aus Tuch verlangt[2]), die erheblich teurer ist (60—75 Mark ohne Hose). Der Galarock (evtl. Dinner-Jacke in den Tropen) wird immer zum Diner, bei Festlichkeiten sowie bei allen offiziellen Gelegenheiten getragen; in letzteren Fällen trägt man gewöhnlich weisse (oder braune) Handschuhe.

Die Uniformen müssen selbstverständlich dem Reiseziel und der Jahreszeit angepasst sein. Wer im Winter, Frühjahr oder Spätherbst z. B. nach New York fährt, friert leicht in der Sergeuniform und tut daher besser, sich einen zwar etwas teureren, dafür aber wärmeren Anzug aus Tuch (Doeskin) anzuschaffen. Darüber kann man sich an Ort und Stelle beim Schneider informieren.

Für eine Reise nach Nordamerika, z. B. New York, bei welcher das Schiff je nachdem 4 bis 9 Tage drüben im Hafen liegt, braucht man also, falls Uniformzwang besteht, ausser dem Zivilanzug, den man im Hafen und an Land trägt, höchstens noch einen Reserveanzug mitzunehmen. Diese zwei Anzüge dürften auch für Reisen nach den Tropen genügen, wobei es sich jedoch wegen des wiederholten Klimawechsels empfiehlt, dass der eine ein Winter-, der andere ein Sommeranzug ist. Sicherheitshalber könnte man hier für den Fall, dass man in einem Hafen an irgend einer Festlichkeit teilnehmen will, noch einen schwarzen Gesellschaftsanzug mitnehmen; letzterer ersetzt unter Umständen auch dort, wo ein Galarock, z. B. bei Diners, auf manchen Dampfern sonst vorgeschrieben ist, dieses Uniform-

---

1) Als Schneider wird bei der H. A. L. (und H. S. D. G.) gewöhnlich die Firma Hasenbalg & Feldmann, Rödingsmarkt, vorgeschlagen, mit der auch Verf. gute Erfahrungen gemacht haben. Dieselbe liefert auch den Aerzten der H. S. D. G. die Mütze (gratis). Bei auswärtigen Schneidern Uniformen machen zu lassen, stellt sich teurer. Auch wissen sie nie, wie die Uniform sein soll. Oft fragen sie sogar bei den Reedereien an und bitten um Stoffmuster, was natürlich keine Berücksichtigung findet.

2) Galaröcke werden auch für einzelne Reisen verliehen, Preis ca. 20 M. Vgl. S. 30.

stück (dessen Anschaffung um so lästiger ist, weil es später an Land nicht mehr abgetragen werden kann) beispielsweise auf der Rückfahrt mit Kajütsdampfer, wenn mit einem Zwischendecksdampfer die Hinreise nach New York geschah.

Für Reisen nach den Tropen (La Plata, Brasilien, Mexiko, besonders nach Afrika, Australien und Ostasien) braucht man ausserdem noch etwa ein halbes Dutzend weisse Anzüge (Tropenanzüge — beim Schneider fertig zu haben).

Diese lassen sich entweder, wie bei Reisen nach Südamerika, Afrika oder Australien, sämtlich schon zu Hause bezw. in Hamburg oder Bremen anfertigen, oder man nimmt, wie bei den Fahrten nach Ostasien, zunächst nur etwa drei derselben mit, um sich die übrigen des billigeren Preises wegen in Singapore, Hongkong oder Shanghai machen zu lassen. Hier erhält man schon für 6—8 M. einen solchen Anzug: in Deutschland kostet er fast das Doppelte. Auch für die New Yorker Reise empfiehlt es sich, wenigstens im Sommer, einige weisse Anzüge anzuschaffen, denn oft spürt man schon im Golfstrom, einige Tage vor New York, die Hitze, die diese in so mancher Hinsicht fast tropische Stadt alljährlich heimsucht.

Die weissen Jacken werden meist ohne Abzeichen getragen, die Uniformknöpfe werden erst beim Gebrauch eingesetzt; der weisse Anzug ersetzt dann die Serge-Uniform. Da man nicht selten zur weissen Hose einen blauen Rock trägt, auch die Hose eher schmutzt als die Jacke, so ist es praktischer, eine grössere Anzahl von Hosen als Jacken mitzunehmen.

Auf grösseren Passagierdampfern nach den Tropen ist ein weisser Smoking mit Uniformknöpfen und Aeskulapstab für das Mittagessen anzuraten, ebenso für Reisen nach Südbrasilien, Westindien, Venezuela. Für Reisen der H. A. L. nach Persien, Ostasien usw. genügt Jacketanzug und Tropenanzüge.

Viele Aerzte scheuen sich vor der anscheinend so kostspieligen Anschaffung der Uniformstücke. Ganz mit Unrecht. An Bord muss zweifellos ein Anzug getragen werden, und ein besserer Anzug leidet noch mehr unter der Feuchtigkeit und den Strapazen der Praxis als der gröbere Stoff der Uniform. Ausserdem lässt sich nach Abnahme der Knöpfe und Abzeichen die Uniform (mit Ausnahme des Galarockes) ohne Weiteres an Land tragen, selbst die weissen Anzüge kann man, sicherlich zu Hause, im heissen Sommer abtragen.

Verlangt die Reederei keine Uniform, so richtet sich die Art der Kleidung an Bord vor allem nach der Qualität des Dampfers. Wer mit einem Dampfer fährt, der nur Zwischendecker oder Fracht hat, trägt an Bord, was er hat oder will, und braucht nur für den Aufenthalt in den

Hafenplätzen einen besseren Anzug. Handelt es sich dagegen um einen grösseren Passagierdampfer, z. B. des Lloyd, welcher bekanntlich keine Uniform verlangt, so braucht man ausser einem guten Anzug, welchen man tagsüber trägt, für die Reisen nach Nord- und Südamerika noch einen Gesellschaftsanzug für die Diners und Festlichkeiten an Bord, und für Reisen mit den Reichspostdampfern nach Ostasien und Australien zum gleichen Zwecke wenigstens einen Smokinganzug[1]), falls man nicht etwa sogar einen Frack mitnehmen will.

Was die Kopfbedeckung betrifft, so verlangen alle Reedereien eine Dienstmütze, die der Arzt ebenso wie die Uniform selbst bezahlen muss (eine Ausnahme macht allein die H. S. D. G., s. S. 32). Für Reisen nach den Tropen ist ausser der blauen Tuchmütze noch eine weisse, leichtere Mütze mit mehreren Bezügen erforderlich, da jene bei heissem Wetter fast unerträglich wird. Ein Abzeichen und Mützenband genügen unter Umständen für beide Mützen. Es empfiehlt sich auch, einen breitrandigen Strohhut und für Reisen nach Ostasien einen Korkhelm[2]) mitzunehmen, beziehungsweise in einem Zwischenhafen (event. in Port Said) zu kaufen.

Die blaue Mütze kostet etwa 5 M., die weisse etwas weniger. Der Preis des Wappens ist verschieden. Dasjenige der H. A. L., welches dem der Kriegsmarine ähnlich ist, jedoch ohne Krone und Kokarde, kostet 7 M. Wappen und Knöpfe erhält man auf dem Heuerbureau der H. A. L., Mützen in Hamburg (beim Schneider) bzw. Bremerhaven.

Zum Aufbewahren und Mitnehmen der Mützen lässt man sich vom Lieferanten am besten einen Karton mitgeben, in welchem ausser zwei Mützen, Kragen usw. hineingelegt werden können. Es gibt auch Schachteln aus Wachstuch mit Lederriemen, die weit praktischer und nicht teuer sind.

Bei Tropenreisen besorge man sich ferner braune Lederschuhe zum Tragen an Land sowie weisse Segeltuchschuhe zum Tragen an Bord (Mosquitonetze sind an Bord). Auf den Reichspostdampfern trägt man beim Diner zum Smoking oder Frack vielfach schwarze Lackschuhe. Auf besseren Dampfern sind weisse Leder-(Militär-)Hand-

---

1) Ein Smoking aus leichtestem englischen Stoff zum Preise von etwa 80 M. ist nicht schwerer als ein Leinenanzug und durchaus zu empfehlen.

2) Gute Korkhelme sind nicht billig; der Ersatz „Baumwollhelm" taugt aber nichts, da er die Nässe nicht verträgt.

schuhe empfehlenswert; dunkelbraune genügen aber auch und schmutzen weniger. Für die Runde im Zwischendeck empfiehlt es sich aus Gründen der Sauberkeit ebenfalls, Handschuhe (z. B. baumwollene oder alte braune aus Leder) anzuziehen.

Bezüglich der Oberwäsche können wir uns kurz fassen. Auf allen besseren Dampfern, namentlich den Reichspostdampfern, kann man weisse Oberhemden zum Diner selbstverständlich nicht entbehren, während sonst die leichten, wenig gestärkten farbigen Oberhemden bei weitem vorzuziehen sind. Wer beständig Uniform trägt, wird sich auch der kleinen Vorhemden, der Serviteurs, bedienen können. Auf Frachtdampfern endlich kann man, was man will, auch sog. Touristenhemden, tragen. Für eventuelle Notfälle lässt sich etwas Gummiwäsche mitnehmen, doch trägt sie sich schlecht, weil sie von der Feuchtigkeit klebrig wird[1]). Auf den Dampfern der H. A. L. pflegen die Aerzte die bei der Marine üblichen Stehkragen mit umgelegten Ecken und eine kleine schwarze Kravatte zu tragen, doch sieht man auch modernere Formen.

Art und Menge der Unterwäsche richtet sich natürlich nach dem Ziel und der Dauer der Reise sowie der Jahreszeit; eine grössere Menge braucht man niemals mitzunehmen, da es wohl keinen Dampfer gibt, auf welchem sich nicht irgend jemand findet, der Unterkleider gegen mässige Bezahlung wäscht. Auf den Reichspostdampfern des Lloyd nach Ostasien und Australien und den Vergnügungsdampfern der H. A. L. sind chinesische Wäscher angestellt, welche tadellos (und relativ billig) waschen[2]). Im Uebrigen hat man auch in allen Endhäfen oder Häfen, zu denen man wieder zurückkommt, Gelegenheit, waschen zu lassen; alsbald nach Ankunft des Schiffes kommen Leute an Bord, um die Wäsche abzuholen, z. B. in Hoboken.

Bezüglich der Unterwäsche wäre noch darauf aufmerksam zu machen, dass man lieber verschieden dicke Wäsche mitnehmen sollte als eine zu grosse Menge. Im Frühjahr und Herbst z. B. kann man daher auf Reisen nach New York dünne Netzhemden, zweierlei baumwollene und sogar ein wollenes Hemd mitnehmen. Auf diese Weise ist es leicht, sich bequem jeder Art von Witterung anzupassen.

Jagdwesten sind empfehlenswert, für die Nacht Pyjamas.

---

1) Ebensowenig empfiehlt sich Dauerwäsche, z. B. die sogen. „Everclean"-Wäsche. Papierkragen sind praktischer.

2) Die früher angestellten deutschen Waschfrauen wurden als unbrauchbar abgeschafft.

Ein **Sommerüberzieher** ist immer notwendig, wohin man auch fährt, ein Winterüberzieher oft nützlich. Auch empfiehlt es sich, für manche Reisen eine **Reisedecke** mitzunehmen, namentlich dann, wenn man sich gerne bei jeglicher Witterung im Freien aufhält.

Die **Kofferfrage** ist nicht immer leicht zu lösen. Sie richtet sich aber grösstenteils nach dem, was man gerade zur Verfügung hat Im ganzen ist es oft ratsamer, für kurze Reisen mehrere kleine Gepäckstücke mitzunehmen als einen gar zu grossen Koffer, welcher zwar nötigenfalls stets in dem auf grossen Dampfern vorhandenen Gepäckraum untergebracht werden kann. Die sog. „Suit-cases" zur Mitnahme der Uniform und Anzüge sind sehr praktisch.

Auslandspass ist überflüssig, kann aber mitgenommen werden.

Post. Zur Nachsendung von Briefen muss man zunächst wissen, zu welcher Zeit die Schiffe in den betreffenden Häfen sind, was sich nicht oft genau bestimmen lässt. Sodann gibt die Post monatlich eine Aufstellung heraus, in der man die Postdampferlinien mit der Zeit, die die Dampfer brauchen, nachsehen kann. Auf manchen Schiffen stellt der Zahlmeister eine Postliste auf. Gewöhnlich kann man nur Briefe für die Rückreise bekommen. Die Adresse ist am besten mit dem Namen des Agenten des betreffenden Hafens zu versehen. Der Zahlmeister oder sonst ein Offizier gibt darüber Bescheid. Von seiten der Reedereien werden keine Briefe nachgeschickt.

V. Kapitel.

Formalitäten beim Dienstantritt.

Wer zum ersten Male eine Schiffsreise unternimmt, hat den erklärlichen Wunsch, im voraus einiges über den Dienstantritt zu erfahren. Es dürfte genügen, wenn wir die bei den beiden grossen Reedereien üblichen Formalitäten in kurzen Zügen skizzieren.

Nach Annahme einer Schiffsarztstelle bei der **Hamburg-**

Formalitäten beim Dienstantritt. 51

Amerika Linie[1]) erhält man von dem Chefarzt dieser Linie eine gedruckte Mitteilung[2]), die „Gestellungsordre", in welcher Name des Schiffs, voraussichtliche — ohne jegliche Verbindlichkeit — Reisedauer, Zwischenhäfen usw. vermerkt sind, vor allem die Angabe, dass man sich zu einem bestimmten Zeitpunkt, gewöhnlich 2—3 Tage vor Abgang des Schiffes, morgens um 9 Uhr im Bureau des Chefarztes zu melden habe. Wohnt man also nicht in der Nähe Hamburgs und hat man keinen passenden Nachtzug, so wird man genötigt sein, die erste Nacht im Hotel[3]) zu verbringen. Das Handgepäck, das auf den zu machenden Wegen nur hinderlich und zollpflichtig ist, lässt man zweckmässigerweise vorerst am Zentralbahnhof lagern, falls man es nicht mit dem anderen Gepäck als Eilgut dem Spediteur vorausgeschickt hatte.

Es ist nicht zu empfehlen, Gepäcksendungen nach der Gepäck-Abteilung der H. A. L. zu schicken: die Gepäckstücke kommen dadurch in das Zollausland und sind nur nach Untersuchung und etwaiger Verzollung der zollpflichtigen Gegenstände wieder ins Zollinland zurückzubringen. Von dort werden nur in seltenen Fällen die Gepäckstücke an Bord geschafft. Wenn ein Arzt seine Gepäckstücke vorausschicken will, so schickt er sie am besten an den Spediteur (dessen Karte er bei der Gestellungsordre erhalten hat) oder er bringt sie als Passagier-Gepäck mit und lässt sie dann vom Bahnhof abholen.

Bei der Meldung[4]) — ohne Lack, Frack und Claque — wird der Arzt über die Pflichten und Rechte des

---

[1]) Die übrigen Linien teilen es brieflich mit. Es ist unbedingt nötig, nach Erhalt der Gestellungsordre sofort zu schreiben (besser telegraphieren).

[2]) Gleichzeitig den Namen eines empfehlenswerten Schneiders (s. S. 46) sowie eines Spediteurs (Spediteur Carl Ladiges, Billhorner Mühlenweg 66—76, Tel. IV/198 — mit Linie 23 zu erreichen), an den man seine Effekten schicken kann.

[3]) Hotel Hammonia, Reeperbahn, in der Nähe des Hafens, wird empfohlen.

[4]) Eine Meldung an Sonn- oder Feiertagen bei Reedereien, einer Behörde oder beim Chefarzt ist zwecklos, da niemand auf dem Bureau ist. Diese Herren aber in der Privatwohnung zu überfallen, ist unstatthaft. — Zum Bureau des Chefarztes (Ellerholzhöft) und zu den Liegeplätzen der Schiffe gelangt man mit Fähre 7 von dem St. Pauli-Fischmarkt aus (Strassenbahn 7 bzw. 37 oder rascher mit der Hochbahn) und zwar in etwa 15 Minuten —, sofern kein Nebel herrscht und man gerade die Fähre erwischt! Es ist nicht ratsam, den neuen Tunnel zu benutzen, da er zu weit ab von Ellerholzhöft 75 mündet.

4*

V. Kapitel.

Schiffsarztes und den Dienst im allgemeinen aufgeklärt. (Im übrigen befindet sich an Bord ein **Instruktionsbuch** von etwa 200 Seiten Umfang, welches in knapper, aber vorzüglicher Darstellung über alle den schiffsärztlichen Dienst der H. A. L. betreffenden Fragen Auskunft erteilt. Dieses Instruktionsbuch ist nach Beendigung der Reise von Bord mitzunehmen und an den Chefarzt abzugeben, damit dieser auf alle Verstösse aufmerksam machen kann.)

Der nächste Gang pflegt der zum **Heuerbureau**[1]) zu sein, wo man einen von dem Chefarzt erhaltenen Brief abgibt, worauf die Personalien eingetragen werden (nach Rückkehr von der Reise holt man unter Umständen auch die Gage hier ab). Um $1/_2 1$ Uhr stellt man sich dem **Hafenarzt** (Spr. 8—9, 12—1, Sonnt. 10—11) vor[1]) und übergibt ihm ebenfalls einen Brief (nach Rückkehr des Schiffes ist der Hafenarzt nochmals zu besuchen). Auch beim Hafenarzt werden die notwendigen Personalien eingetragen, darauf wird man über diesen oder jenen Punkt unterrichtet bezw. befragt und nach einigen Minuten ist der Besuch zu Ende (vgl. S. 36, oben). Danach lässt man Koffer und Gepäck nach dem Schiffe bringen. Zwischendurch erledigt man anderes, z. B. Schneiderangelegenheiten.

Falls der Arzt es nicht vorgezogen hat, schon nach der Meldung beim Chefarzt am Morgen den nahegelegenen Dampfer aufzusuchen, so tut er dies jetzt, stellt sich dort dem Kapitän, dem eventuellen anderen Arzt, dem ersten und den übrigen Offizieren vor (der Kapitän pflegt von 9—11 an Bord zu sein) und richtet sich häuslich ein. Er kann auf dem Schiff essen und schlafen; wegen der Unruhe an Bord ist es aber angenehmer, in einem Hotel zu schlafen (was auch für viele andere Häfen gilt).

Bald nach 8 bzw. 9 Uhr am folgenden Morgen findet gewöhnlich die **Anmusterung** auf dem Seemannsamt[2]) statt. Die eigentliche Prozedur nimmt nur einige Minuten in Anspruch, da der Arzt gewöhnlich als erster vorgenommen wird, jedoch kann man sich leider bisweilen stundenlang ärgern, ehe die Anmusterung beginnt.

Unter Anmusterung versteht man den Abschluss des Dienstvertrages zwischen Besatzung und Reederei. Sie wird durch

---

1) Das Heuerbureau ist z. Zt. im alten Seemannshaus, den Landungsbrücken gegenüber, untergebracht; der Hafenarzt hat sein Bureau im Seemannskrankenhaus nebenan.

2) In der Admiralitätsstrasse, nahe dem Hafen gelegen.

Formalitäten beim Dienstantritt.

die staatliche Behörde, das Seemannsamt, in der Weise vorgenommen, dass einige Seegesetze, die Bestimmung des Schiffes usw. verlesen werden, worauf man seinen Namen in die Musterrolle einträgt. Für jede Reise soll wieder frisch an- bzw. abgemustert werden. Fehlt die Zeit zum Anmustern, so kann man im nächsten Hafen auf dem Konsulat nachmustern.

Bei der Anmusterung erhält man ein zunächst an Bord bleibendes Seefahrtsbuch (kostet 35 Pf.), in welchem alle Reisen behördlich bescheinigt sind. Als Anhang des Buches findet sich die Seemannsordnung, ein Verzeichnis aller einschlägigen Gesetze (siehe Anhang).

Das Seefahrtsbuch behält der Zahlmeister an Bord, erst nach der Abmusterung bekommt man es von dem Seemannsamt zurück. Man bewahre es für eventuelle spätere Reisen sorgfältig auf. Die Abmusterung lässt sich selten umgehen, was demjenigen, der es eilig hat, nach Hause zu reisen, unangenehm erscheint. (Das Seemannsamt schickt jedoch das Buch nach, wenn man hinschreibt und auf etwaige rechtliche Ansprüche an die Reederei schriftlich Verzicht leistet.)

Bei den übrigen Hamburger Reedereien liegt die Sache insofern einfacher, als der Gang zum Bureau, wo man seine Anweisungen erhält, weniger zeitraubend ist.

Wer mit dem Norddeutschen Lloyd fährt, hat es ganz erheblich bequemer. Er stellt sich zunächst in Bremen auf dem Zentralbureau der Direktion vor, fährt dann weiter nach Geestemünde und von hier mit der Strassenbahn zur Agentur in Bremerhaven. Das Gepäck schickt man am besten nach Geestemünde und übergibt es am dortigen Bahnhofe einem Dienstmann zur Beförderung an Bord des Schiffes. (Auch der Wirt des Hotel Rabe (Seite 14), des Stammlokals der Lloydärzte, besorgt die Beförderung des Gepäcks an Bord.)

Von der Agentur begibt man sich zum Medizinalamte, wo die Approbation vorzulegen ist, und zum Seemannsamte, wo die Anmusterung erfolgt. Im Gegensatz zu Hamburg braucht der Arzt in Bremerhaven niemals auf dem Seemannsamte lange zu warten, sondern wird stets sofort vorgelassen. Die Abmusterung findet im Gegensatz zur H. A. L. in der Regel an Bord statt. Damit sind beim Lloyd alle Formalitäten erledigt.

Hat man nicht schon vor der Anmusterung seinem Dampfer einen Besuch abgestattet, so begibt man sich jetzt dorthin, um sich dem Kapitän und den Offizieren vorzustellen und für Unterbringung seiner Sachen zu sorgen. Wieder im Gegensatz zu Hamburg kann man, eventuell mit

Hilfe der Strassenbahn, jederzeit auf das Bequemste an Bord gelangen, während dies in Hamburg zuweilen fast unmöglich oder nur mit Lebensgefahr möglich ist[1]).

VI. Kapitel.
Apotheke und Hospital.

Während sich auf kleineren Dampfern, welche ohne Arzt fahren, nur eine „Medizinkiste" mit einem durch Reichsgesetz festgelegten Inhalte an Medikamenten, Verbandstoffen usw. an Bord befindet, besitzen alle Schiffe, welche einen Arzt führen, selbstverständlich auch eine mehr oder weniger gut ausgestattete Apotheke.

Was deren Lage anbelangt, so sollte sie so gelegen sein, dass sie jederzeit leicht und ohne Zeitverlust vom Arzte zu erreichen ist. Auf vielen älteren Dampfern ist sie in dem Zimmer des Arztes selbst untergebracht, was entschiedene Nachteile hat (aber auch nicht zu verachtende Vorteile — z. B. wenn man nachts wegen einer Pille geweckt wird).

Wenn bei schlechtem Wetter die Fenster womöglich tagelang geschlossen bleiben müssen, oder im Hafen jede Luftzirkulation fehlt, sind die von den Medikamenten, besonders dem Jodoform, ausgehenden Gerüche für manche in hohem Masse belästigend.

Ferner möge man bedenken, dass der Apothekenraum gleichzeitig Sprechzimmer ist! Der Arzt ist sehr oft genötigt, Untersuchungen hier vorzunehmen, Verbände zu wechseln, Arzneien zu verabreichen und zu diesem Behufe alle möglichen Leute, namentlich die gesamte Besatzung in sein Zimmer hereinzunehmen, wodurch abgesehen von allen anderen Momenten Schmutz und Ungeziefer aller Art hineingebracht werden. Kurz, dem Arzte gehört dann kein Zimmer, sondern er hat gewissermassen nur eine „Schlafgelegenheit" in einem der Allgemeinheit dienenden Raum.

Weit besser ist es schon, wenn die Apotheke in dem Hospitalraume untergebracht ist, wenngleich natürlich auch dieses keinen idealen Zustand darstellt, besonders wenn nur ein einziger kleiner Hospitalraum an Bord ist.

---

[1]) Vgl. Brenning, Schiffsarztfreuden. Allgem. med. Zentralzeitung. 1904. No. 34/35.

Am zweckmässigsten ist es daher, wenn sich die Apotheke mit allem Zubehör in einem besonderen, speziell zu diesem Zwecke hergerichteten Raum, dem Verbandzimmer, befindet, welcher unmittelbar neben dem Arztzimmer liegt, einen eigenen Zugang hat und womöglich ausserdem durch eine Tür mit dem Arztzimmer verbunden ist (Fig. 2, S. 56).

So ist es z B. auf neueren Dampfern der H. A. L. und des Lloyd. Auf einigen Schnelldampfern der letzteren Reederei und bei der H. A. L. befinden sich für die beiden Schiffsärzte zwei besondere Apotheken mit allem Zubehör an Bord, und der erste Arzt hat noch dazu ein kleines Dispensatorium in seinem Privatzimmer[1]).

Im Gegensatz dazu gibt es freilich leider bei anderen Reedereien ältere Dampfer, auf denen das gesamte Inventar der Apotheke in engen, dunklen Kammern untergebracht ist, wo man, so oft etwas aus der Apotheke geholt werden soll, erst ein Streichholz oder eine Lampe anzünden muss.

In der Regel dient die Apotheke zugleich als Untersuchungs- und Verbandsraum, sowohl für die Passagiere I. und II. Klasse wie für die Mannschaft. Auf einigen Dampfern ist für diese Zwecke noch ein besonderes Zimmer vorgesehen, was natürlich noch vorteilhafter ist.

Was die Apotheke an Medikamenten, Verbandstoffen, Instrumenten usw. enthält, ist aus dem Anhang, S. 85, ungefähr zu ersehen[2]). Diese Liste bezieht sich auf die für Auswandererschiffe vorgeschriebene Apotheke und ist die reichhaltigste; es gibt ausserdem noch drei andere Verzeichnisse, die für kleinere Schiffe (Dampfer ohne Arzt, Küstendampfer, Schlepper, Leichter usw.) bestimmt sind. Im übrigen ist zu bemerken, dass die Apotheken der grösseren Dampfer ausserdem noch eine Reihe von Medikamenten zu enthalten pflegen, die garnicht im Verzeichnis stehen (vgl. auch S. 40 und 86).

Vor Antritt der Reise muss sich der Arzt überzeugen, ob alles Vorgeschriebene vorhanden und in tadellosem Zustande ist. Vor der Abfahrt wird immer die Apotheke ergänzt und eventuell vom Hafenarzt später revidiert. Ankäufe von Medikamenten im Auslande sind nicht erwünscht

---

[1]) Vgl. Brenning, Die Schiffsapotheke auf Lloyddampfern. Therap. Monatsh. 1907. No. 1.

[2]) Auf allen Schiffen mit Arzt findet man auch einen gesetzlich vorgeschriebenen Sterilisationsapparat; auf Schiffen, die südlich von 30° Breite fahren und einen Arzt haben müssen, auch ein grosses Mikroskop mit Zubehör (Färbeflüssigkeiten usw.).

— darüber bestehen spezielle Vorschriften —, vor allem wegen der verschiedenen Pharmakopoen. Wünscht ein Patient Luxus-Medikamente, so kann er sie selbst kaufen[1]). Vor Beendigung der Reise muss, wenigstens bei den grösseren Reedereien, eine sog. Defektliste angefertigt werden, in welcher die ungefähren Mengen der verausgabten Medikamente und auch alles sonst zn Ergänzende einzeln vermerkt wird, damit von dem Apotheker der Reederei rechtzeitig für den Ersatz gesorgt werden kann. An der Hand einer vorgedruckten Liste ist diese ganze

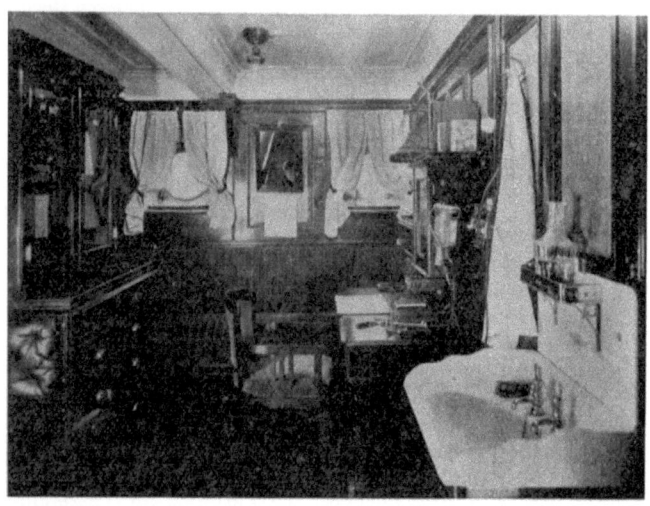

Fig. 2. Sprechzimmer und Wohnraum des Arztes auf der „Kronprinzessin Cecilie" (Lloyd).

Arbeit in weniger als einer Stunde von dem Schiffsarzt zu erledigen.

Die Dispensation der Medikamente ist für den Arzt dadurch sehr erleichtert, dass viele Arzneien in Form von abgeteilten Pulvern oder auch Tabletten vorhanden sind.

---

[1]) Freie Getränke sind nur an hülfsbedürftige Personen zu verschreiben, also nicht an Offiziere und Kajüts-Passagiere, und immer nur die billigste Sorte.

Viele einfacheren Medikamente werden, z. B. auf manchen Dampfern der H. A. L., ebenfalls in einer kleinen Apotheke im Hospitalraum aufbewahrt, damit sie dort bequem auch für den Heilgehilfen zur Hand sind.

Es mögen hier einige Worte über das Arztzimmer eingeschaltet werden. Während auf den älteren Dampfern das Arztzimmer primitiv, klein und schlecht gelegen war, trifft dies für die neuen nicht mehr zu[1]). Im Zimmer selbst befindet sich ein Schreibtisch, ein Bücherschrank, 1—2 Garderobenschränke, eine Anzahl von Schubläden für die Wäsche

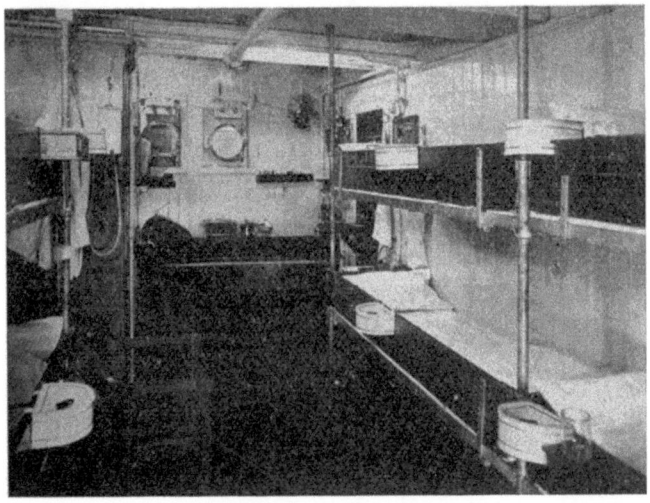

Fig. 3. Hospital der „Kronprinzessin Cecilie" (Lloyd), zugleich Sprechzimmer für Mannschaft.

unter der Koje, ein Sofa, Waschtoilette und Spiegel. Auf grösseren Dampfern und Tropendampfern ist auch ein elektrisch betriebener Ventilator vorhanden. Ist das Zimmer des Arztes von der Apotheke getrennt (Fig. 2), so befinden

---

1) Trotz der Opulenz der Aerztekammer ist der Arzt, selbst auf manchen neuen Dampfern, gezwungen, Patienten in seinem Schlafraum zu empfangen (Tuberkulöse usw.!). Das sind fraglos unwürdige Zustände.

VI. Kapitel.

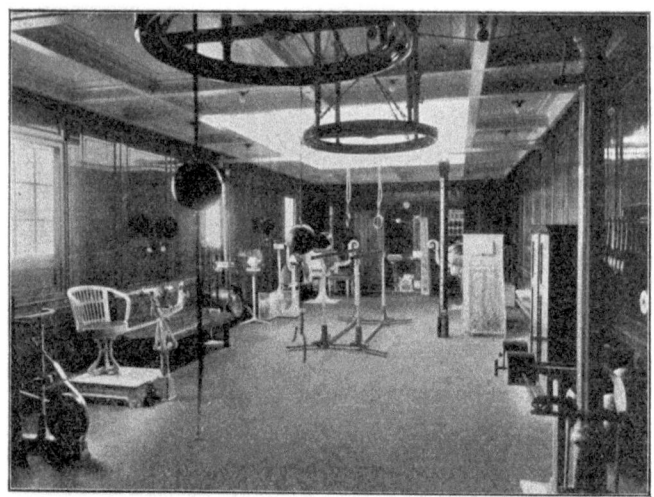

Fig. 4. Turnhalle, I. Kajüte, des „Imperator" (H. A. L.).

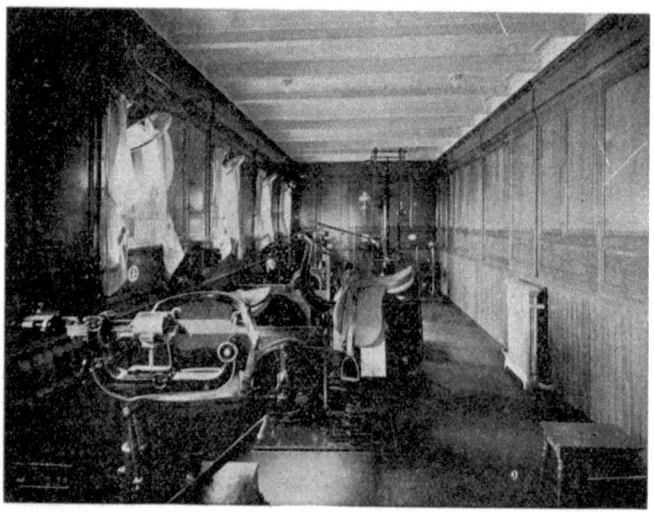

Fig. 5. Turnhalle des „President Lincoln" (H. A. L.).

sich in der letzteren ein Untersuchungssofa und einige weitere ärztliche Einrichtungen.

Die Hospitäler sind je nach der Grösse des Schiffes sehr verschieden. Auf manchen älteren kleinen Dampfern besteht das Hospital nur aus einem schmalen Raume, welcher zwei über einander liegende Kojen und sonst überhaupt nichts enthält. Licht und Luft, die Haupterfordernisse für ein Hospital, würde man hier vergebens suchen, und eine sachgemässe Untersuchung eines dort untergebrachten

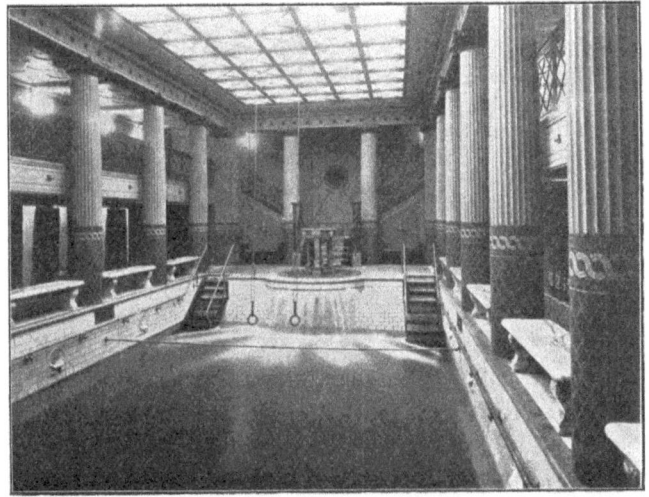

Fig. 6. Hallenschwimmbad des „Imperator" (H. A. L.).

Kranken wäre ebenfalls ein Ding der Unmöglichkeit. Bisweilen ist solch ein „Hospital" noch dazu an einer möglichst ungeeigneten Stelle des Schiffes, in unmittelbarer Nähe des häufig eine Backofenglut ausströmenden Maschinenraumes, angelegt, was auf Winterreisen nach New York unter Umständen ganz angenehm sein mag, auf Reisen in die Tropen dagegen die Qualen der Kranken bis ins Unerträgliche steigert[1]).

---

[1]) Vergl. Brenning, Ueber sanitäre Missstände auf Schiffen der deutschen Handelsmarine. Die Med. Woche. 1905. No. 18/19.

Auf manchen, selbst grösseren Dampfern liegt das Hospital im hintersten Teil des Schiffes, direkt über der Schraube. Dort geniessen die Kranken nicht nur die wunderbarste „Bewegungs"freiheit, sondern auch eine Begleitmusik, die, wenn beim Stampfen des Schiffes die Schraube aus dem Wasser fährt, jeder Beschreibung spottet. Man kann sich vorstellen, dass in solchen Räumen z. B. eine Perkussion oder Auskultation völlig illusorisch ist. Auf manchen anderen Dampfern befindet sich das Hospital vorn, so dass der Arzt bei Sturm (Monsun) durch 1 Fuss Wasser waten muss, um die Kranken zu versorgen.

Im Gegensatz hierzu besteht auf allen grossen, modernen Dampfern, namentlich Auswandererschiffen, das Hospital (Fig. 3) aus mehreren grossen luftigen Räumen, welche in möglichster Entfernung vom Maschinenraum, aber doch noch mittschiffs im Zwischendeck gelegen, mit allem Zubehör wie Bade- und Wascheinrichtung, Abort usw. versehen und an die Zentralheizung des Schiffes angeschlossen sind. Auch haben die grösseren Dampfer besondere Isolierhospitäler für infektiöse Fälle, sowie getrennte Räume für Männer und Frauen. Auf den grösseren New York-Dampfern hat die H. A. L. sogar 2 Isolierhospitäler, mehr als gesetzlich vorgeschrieben.

Auf manchen Schiffen dient in Ermangelung eines besonderen Raumes auch das Hospital als Konsultations-, Untersuchungs- und Verbandraum und ist in solchen Fällen zuweilen mit der Apotheke vereinigt.

Wieviel einzelne Hospitalräume an Bord von Auswandererschiffen vorhanden sein und wieviel Kubikmeter Luftraum sie enthalten müssen, wieviel Betten sie haben dürfen und viele andere sanitäre Bestimmungen sind durch Reichsgesetz festgelegt (vor jeder Abfahrt findet an Bord eine Prüfung dieser Verhältnisse durch eine eigene Inspektionsbehörde statt). So ist beispielsweise bestimmt, dass für je 100 Personen 2 Kojen mit Zubehör vorhanden sein müssen[1]); die Folge davon ist, dass die Hospitäler auf den grösseren Dampfern viel geräumiger sind, als die Kollegen gewöhnlich annehmen. So haben die schon auf den erst 14000 t grossen alten P-Dampfern der H. A. L. befindlichen zwei Hospitäler (Männer, Frauen) je 12 Kojen mit besonderem Baderaum und Abort; dazu kommen noch zwei Isolierspitäler mit je 6 Kojen und denselben Einrichtungen, also insgesamt 36 Betten. Der Imperator hat vergleichsweise 62 Betten.

---

[1]) Einzelheiten hierüber finden sich in Nocht, l. c., S. 45.

Apotheke und Hospital. 61

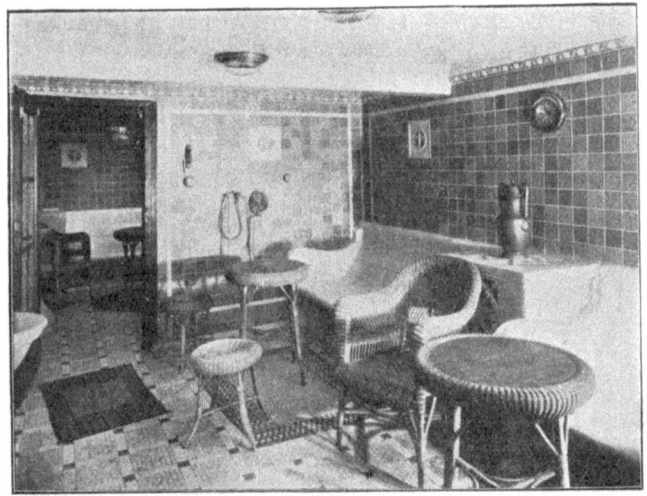

Fig. 7. Heissluftbad des „Imperator" (H. A. L.).

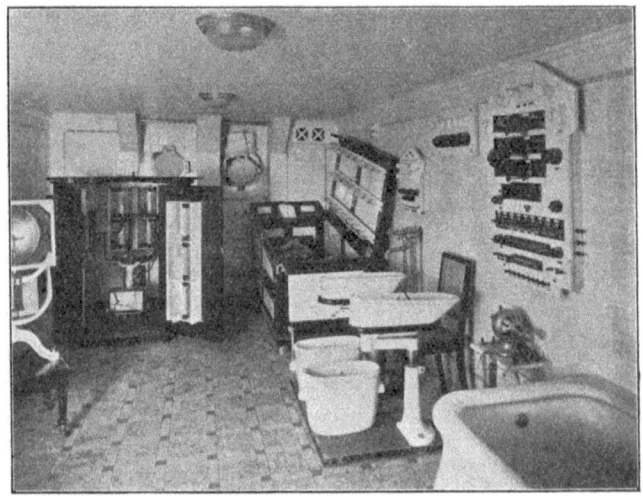

Fig. 8. Elektrisches Lichtbad des „Imperator" (H. A. L.).

Auf einer Reihe grosser Passagierdampfer sind in der sogenannten Turnhalle (s. Figg. 4 und 5) eine Anzahl Zanderscher Apparate aufgestellt, deren Betrieb der Heilgehilfe oder der Turnhallenwärter beaufsichtigt. Wenn auch nur einzelne Vorrichtungen für ärztliche Zwecke nutzbar gemacht werden können, so ist der Vorteil der Turnhalle bezüglich ihres günstigen Einflusses auf die Seekrankheit und in allgemeiner hygienischer Hinsicht offenkundig.

Auch die musterhaften Badeeinrichtungen (warme und kalte Bäder, Heissluft- und Glühlichtbäder, Fig. 7 u. 8) vieler Dampfer sind ein wichtiges Hilfsmittel für die Behandlung. Schwimmbäder sind bereits auf einigen Dampfern vorhanden. Fig. 6 veranschaulicht das Schwimmbad des „Imperator".

Zur Ausführung der vom Arzte getroffenen Massnahmen ist diesem auf den grösseren Dampfern ein staatlich geprüfter Heilgehilfe[1]) untergeordnet. Die älteren unter ihnen sind gewöhnlich so geübt, dass sie die einfacheren Verbände, Massagen, Zahnziehen u. dgl. auch allein besorgen können und dadurch die Arbeit des Arztes wesentlich erleichtern. Auf den meisten Schiffen dagegen ist der Arzt auf den Beistand eines Matrosen oder eines Zwischendeckwärters angewiesen. In der Not leisten auch die Offiziere Hilfe. Sie alle haben einen Samariterkursus durchgemacht, und namentlich ältere Kapitäne wissen in manchen Dingen eher Bescheid als mancher junge Arzt, dem die Materie und der schiffsärztliche Dienst noch fremd sind. (Andererseits lieben es manche Kapitäne sehr, ohne tiefere Kenntnisse in ärztliche Dinge zu pfuschen.)

VII. Kapitel.

Der Dienst an Bord.

Der ärztliche Dienst an Bord während der Fahrt sowie während der Liegezeit in den Häfen ist bei allen Reedereien genau geregelt. Alles, was zu den Obliegenheiten des

---

1) Gesetzlich vorgeschrieben ist der Heildiener nicht, sondern nur ein seefester Krankenwärter, der zu gewöhnlichen Schiffsarbeiten nur unbeschadet der Krankenpflege herangezogen werden darf. Schwestern (meist „trained nurses") haben nur die grössten Dampfer. — Aerztinnen werden nicht angestellt. Der Hafenarzt erlaubt nicht die Anmusterung und die Reederei nimmt sie nicht an.

Arztes gehört, ist in den Instruktionsbüchern (S. 52) der grossen Reedereien niedergelegt; aus dem Umfang der hier zusammengestellten Anweisungen geht hervor, wie schwierig es ist, stets alle Einzelheiten gegenwärtig zu haben. Wir können hier nur die wichtigsten Punkte hervorheben.

Vor Antritt der Reise hat der Arzt bei einigen Reedereien diejenigen Mannschaften, welche für diese Reise neu eingestellt werden sollen, auf ihren Gesundheitszustand zu untersuchen. Dieses geschieht bei kleineren Reedereien — ebenso wie später in Zwischenhäfen bei Untersuchung etwaiger Ersatzmannschaften — auf dem Schiffe selbst, bei grösseren an Land in einer besonders dazu bestimmten Lokalität. Beim Lloyd ist in Bremerhaven ein besonderer Arzt[1]) mit der Untersuchung der Mannschaften betraut [dasselbe geschieht auch bei der H. A. L.[1]) auf dem Heuerbureau]. Diese erstreckt sich vorwiegend auf das Vorhandensein von Geschlechts-, Herz- und Lungenkrankheiten. Geschlechtskranke, speziell frischere Formen, sind von der Anmusterung auszuschliessen. Leute, welche an Bord eine schwere Arbeit zu verrichten haben, wie Kohlenzieher (Trimmer) oder Heizer, dürfen natürlich nicht herz- oder lungenkrank sein, während z. B. ein leichter Herzfehler bei einem Steward unbedenklich wäre. Auch auf etwaige Hernien oder Anlage zu solchen muss man achten, da hierdurch an Bord leicht Arbeitsunfähigkeit eintreten kann. Im übrigen ist die Untersuchung auf Tauglichkeit der Schiffsleute durch eine Bekanntmachung des Bundesrats festgelegt (1. Juli 1905).

Handelt es sich um ein Auswandererschiff, so wird der Arzt auch zur Untersuchung der Zwischendecker hinzugezogen. Beim Lloyd wird zu diesem Zweck ein erfahrener Schiffsarzt von Bremerhaven nach Bremen berufen, woselbst er in einer geräumigen Halle in der Nähe des Bahnhofes gemeinsam mit dem Vertrauensarzt des amerikanischen Konsulates und bei starkem Andrange von Passagieren mit noch einem anderen Kollegen die Auswanderer zu untersuchen[2]) und zugleich zu impfen hat (vgl. S. 67).

---

1) Der Vertrauensarzt des Lloyd, z. Zt. Dr. Pannenborg, der H. S. D. G.: Dr. Ed. Müller, des Kosmos: Dr. Wilh. Weddigen, der D. O. A. L. (und Woermann): Dr. Max Thielemann. Untersuchungsarzt der H. A. L. ist Dr. Ed. Müller.

2) Vgl. Brenning, Impfung und Untersuchung der Auswanderer. Allg. med. Zentralzeitung. 1904. Nr. 45/46.

VII. Kapitel.

Diese euphemistisch „Untersuchung"[1]) genannte Inspektion der in Reih und Glied an den Aerzten vorbeidefilierenden Zwischendecker erstreckt sich hauptsächlich auf die Entdeckung von Hautkrankheiten, besonders Favus, akuten Exanthemen, äusserlich sichtbaren Allgemeinerkrankungen, Trachom[2]) und solchen Leiden, welche die amerikanische Einwanderungsbehörde als „loathsome diseases" (ekelerregende Krankheiten) bezeichnet. Darunter gehören z. B. Geschlechtskranke, Einäugige und unehelich Gravide; Leute mit starken Skoliosen und Kyphosen, Bruchkranke, Hinkende usw. werden als erwerbsminderwertige, daher ungeeignete und nicht wünschenswerte Einwanderer in Amerika häufig abgewiesen und sind unter Umständen von der Auswanderung auszuschliessen.

Die Untersuchung findet 1—2 Tage vor Abfahrt des Dampfers in Bremen statt und der Arzt begibt sich dann mit den Passagieren zusammen nach Bremerhaven zurück und direkt an Bord. Gleich darauf verlässt das Schiff den Hafen. Es empfiehlt sich daher, alle Besorgungen noch vor der Abfahrt nach Bremen in Bremerhaven zu erledigen, da nach der Rückkehr von dort hierzu keine Zeit mehr übrig bleibt.

Bei der Hamburg-Amerika Linie wohnt der Arzt der Untersuchung in den Passagierhallen am grossen Grasbrook bei. Der staatliche Auswanderer-Untersuchungsarzt und ein eigens hierzu von der H. A. L. angestellter Augenarzt untersuchen zuvor auf Trachom, und da die Impfung nicht hier, sondern erst auf der Fahrt stattfindet, so verläuft die ganze Untersuchung noch rascher als in Bremen. Sind zwei Aerzte vorgesehen, so hat der eine währenddessen auf dem Dampfer und im Hafen Dienst und fährt elbabwärts, wenn das Schiff vorher den Hafen verlässt, während der andere Arzt erst mit den Passagieren dort an Bord kommt.

---

1) Es handelt sich um Leute, die auf der Kontrollstation und in den Auswandererhallen vorher täglich untersucht worden sind.

2) Jeder Trachom-Fall, welcher bei der Landung in Amerika von den dortigen Aerzten entdeckt wird, kostet die Reederei 100 Dollar Strafe. Dabei werden noch viele Passagiere, die gar kein Trachom — als solches gilt in dubio stets eine narbige Konjunktiva — haben und überhaupt nicht augenkrank sind, als trachomatös abgewiesen und auf Kosten der Reedereien nach Europa zurückgeschickt. Die amerikanischen Aerzte behaupten, die europäischen könnten kein Trachom diagnostizieren, die europäischen behaupten dasselbe von ihren amerikanischen Kollegen. Sicher ist, dass unschuldige Follikular-Katarrhe drüben oft genug für Trachom erklärt werden.

Auf See ist der Dienst, wenn es sich um einen Fracht- oder kleinen Passagierdampfer handelt, ein sehr einfacher und bequemer. Hier wartet der Arzt ruhig, bis jemand kommt, um seine Hilfe in Anspruch zu nehmen. Selbst auf Reisen nach den Tropen von mehrmonatiger Dauer kann es vorkommen, dass er tagelang keinen Patienten zu sehen bekommt und dass er während der ganzen Reise vielleicht nur 1—2 Dutzend Erkrankungsfälle zu behandeln hat.

Anders dagegen, wenn sich der Arzt auf einem grossen Passagierdampfer, besonders einem Auswandererschiffe, befindet. Hier ist der Arzt laut Instruktion verpflichtet, wenigstens zweimal täglich, und zwar vor- und nachmittags, eine Runde durch alle Passagierräume und das Zwischendeck zu machen, um alle Erkrankungen sofort festzustellen.

Zweckmässig nimmt er sich zu diesen Besuchen den Heildiener oder einen Zwischendeckswärter und event. einen Dolmetscher mit, um gleich die nötigen Anordnungen treffen zu können. Bei der II. A. L. wird die erste Runde, wohl überflüssigerweise, zusammen mit Kapitän, 1. Offizier, Zahlmeister und Heilgehilfen gemacht; in jeder Abteilung melden sich die Wärter und machen den Arzt auf verdächtige Personen aufmerksam, ehe dieser selbst nachsieht.

Schwerkranke lässt man in das Hospital bringen, während Leichtkranke im Zwischendeck bleiben. Besonders hat man darauf zu achten, dass Patienten mit ansteckenden Krankheiten, Masern, Scharlach, namentlich aber Pocken, welche unter russischen Auswanderern trotz der bereits erfolgten Impfung gar nicht selten noch zum Ausbruch kommen, und auch Verdächtige sofort getrennt, isoliert und in einem besonderen Hospitalraum untergebracht werden.

Wir können die Kollegen im Interesse der Reedereien und in ihrem eigenen gar nicht dringend genug davor warnen, diese Besuche im Zwischendeck nur oberflächlich zu machen oder womöglich, was gelegentlich vorgekommen ist, tagelang ganz zu unterlassen. Denn wenn ein Pockenkranker erst im fremden Hafen durch den dortigen Quarantänearzt unter den Passagieren entdeckt wird, kommt das Schiff in Quarantäne, der Reederei erwachsen enorme Unkosten, und der Arzt geht eventuell seiner Stellung verlustig. Andererseits erweisen sich manche Reedereien, wie der Lloyd, dem Arzte gegenüber für rechtzeitige Isolierung eines solchen Kranken besonders erkenntlich (s. S. 4, Fussnote 1).

Sehr erleichtert wird die Kontrolle der Passagiere dadurch, dass man sie, wie das beim Lloyd auf den Reisen nach Nordamerika geschieht, täglich zu einer bestimmten

VII. Kapitel.

Stunde sämtlich zunächst von Deck in das Zwischendeck hinabsteigen, alle Ausgänge des letzteren verschliessen und dann alle zu einem einzigen Ausgange im Gänsemarsch wieder an Deck heraufkommen lässt. Oben steht der Arzt und kann nun jeden Einzelnen bei Tageslicht sehen. Zum Schlusse steigt er selbst hinunter und sieht sich die etwa unten in ihren Kojen liegen gebliebenen Kranken genauer an. Nur bei schlechtem Wetter kann eine solche Kontrolle an Deck nicht stattfinden. Bei der H. A. L. findet ein derartiger Kontrollmodus höchstens zweimal, bei der Impfrevision und 24 Stunden vor New York, statt[1]).

Nach beendigtem Rundgang durch das Zwischendeck besucht man gewöhnlich die im Hospitale untergebrachten Kranken und begibt sich dann in sein Zimmer, in die Apotheke oder wo man sonst die ambulanten Kranken abzufertigen pflegt. Bisweilen warten dort Dutzende von ihnen auf ärztliche Hilfe. Obwohl der Arzt natürlich zu jeder Zeit dienstbereit sein muss, ist es, besonders auf grossen Dampfern, zweckmässig, vor- und nachmittags eine bestimmte Sprechstunde[2]) anzusetzen, damit namentlich die Mannschaft weiss, wann sie den Arzt sicher antrifft. Die amerikanischen Passagiere pflegen allerdings trotz festgesetzter Sprechstunde fast zu jeder Tagesstunde, oft wegen der geringsten Lappalie, den Arzt aufzusuchen oder wenigstens jemand nach Medizin zu schicken, die sie selbst zu bestimmen belieben[3]).

Auch den Wohnräumen der Mannschaft sollte täglich ein Besuch abgestattet werden, obgleich schwere Erkrankungen unter der Besatzung gewöhnlich sofort seitens der betreffenden Vorgesetzten dem Arzt gemeldet werden. Bei dieser Gelegenheit wollen wir erwähnen, dass umgekehrt Erkrankungen, die Dienstunfähigkeit bedingen, dem Vorgesetzten des Kranken zu melden sind; erkrankt ein Heizer, so muss die Meldung also an den

---

1) Es ist Vorschrift der amerikanischen Behörden, dass eine tägliche Kontrolle aller Zwischendecker stattfindet. Der Arzt muss ferner auf dem Quarantäneschein versichern, dass er alle Zwischendecker 24 Stunden vor Ankunft in dem amerikanischen Hafen gesehen hat.

2) Bei der H. A. L. eigentlich nicht gestattet, obwohl es im gegenseitigen Interesse wäre.

3) Oder die ein mitreisender amerikanischer Arzt angeraten hat. Leider finden sich häufig ethisch nicht ganz einwandfreie Kollegen als Passagiere an Bord, die dem Schiffsarzt Konkurrenz machen und auf diese Weise ihre Reisespesen herausschlagen.

1. Maschinisten geschehen, erkrankt ein Matrose, so ist dies dem 1. Offizier schriftlich oder mündlich zu melden. Leute des Bedienungs-, Küchen-, Bäckerei-, selbst Aufwaschpersonals sind besonders bei Haut- (Krätze, Ausschlag) und Geschlechtskrankheiten sofort vom Dienst zu befreien. Meldung an den Zahlmeister und 1. Offizier.

Damit ist der Vormittagsdienst beendet, und der Arzt kann nun bei den Passagieren I. oder II. Klasse (bzw. III. Klasse), die in den eigenen Zimmern etwa krank zu Bette liegen, Besuche machen, oder er hat etwas freie Zeit bis zum Mittagessen und kann sich seinen Studien oder der Geselligkeit widmen.

Beim Lloyd ist es Vorschrift, dass der Arzt spätestens bis 12 Uhr mittags dem Kapitän Bericht über den Gesundheitszustand der Passagiere und der Mannschaft erstattet. Ferner ist es vorgeschrieben, dem Kapitän jeden schweren Fall sofort zu melden, dem 1. Offizier namentlich alle Unfälle, damit sofort ein Bericht darüber abgefasst werden kann. Aehnliche Vorschriften gelten auch für die Aerzte der H. A. L. Ueber sonstige Erkrankungen berichtet der Arzt der H. A. L. dem Kapitän gelegentlich der Runde.

Nachmittags oder abends hat der Arzt wieder einen Gang durch das Zwischendeck zu machen, der aber nicht so lange ausgedehnt zu werden braucht wie am Vormittag. Jener dauert bei der H. A. L. je nach Umständen etwa $3/4$ Stunde, dieser kaum $1/2$ Stunde und wird nur mit Begleitung des Heildieners ausgeführt.

Auf den Reisen nach den Vereinigten Staaten wird vorschriftsmässig bei der H. A. L. in den ersten 24 Stunden die Impfung an allen Passagieren des Zwischendecks (und der III. Klasse) vollzogen. Dies ist unseres Erachtens die unangenehmste Arbeit, die der Schiffsarzt an Bord zu verrichten hat. Man denke sich tausend oder unter Umständen mehr, zum Teil seekranke Zwischendecker, die bei schwankendem Schiffe und meistens nur mit Widerstreben sich der den meisten so schrecklichen Prozedur unterziehen müssen, dazu einen notdürftig erleuchteten Raum im Zwischendeck![1] Wir sind ganz entschieden der Ansicht, dass es sowohl für den Arzt wie für den ganzen Betrieb zweckdienlicher wäre, wenn die Impfungen bereits vor der

---

1) Es wird den Aerzten vom Chefarzt daher geraten, schon auf der Elbe zu impfen.

Abreise wie beim Lloyd[1]) ausgeführt würden (Seite 63); der einzige Nachteil dürfte unseres Wissens neben den Kosten nur der geringe Zeitverlust sein.

Die Impfung — auf einem Schiffe der H. A. L. belief sich s. Zt. die Zahl der Zwischendecker auf 2300, die wir zu zweien innerhalb $4^{1}/_{2}$ Stunden impften — geschicht folgendermassen: Zuerst werden früh morgens alle Ausgänge des Zwischendecks geschlossen, dann werden die Zwischendecker in Reihen den am einzigen freien Ausgang stehenden Aerzten zugeführt (manche müssen zugeschleppt werden), nachdem zuvor bei jedem die Deltoidgegend notdürftig gesäubert wurde. Es werden je 5 horizontale und vertikale, 1 cm lange Kreuzstriche so eng aneinander geführt, dass der geimpfte Raum etwa 1 qcm breit wird. Die Lanzette wird jedesmal von Wärtern mit absol. Alkohol abgewischt, ehe sie wieder zur Benutzung kommt. Geimpft werden alle ausser Säuglingen, Kranken und solchen, die einen amerikanischen Bürgerbrief aufweisen können. Trotz der mangelhaften Not-Asepsis und der Uebertragungsmöglichkeiten sind Komplikationen, soweit man dies an Bord beurteilen kann, selten.

Eine Woche nach der Impfung findet sowohl beim Lloyd wie bei der H. A. L. die Impfrevision statt, bei welcher notiert wird, wie viele mit Erfolg geimpft wurden. Eine Wiederholung der Impfung bei erfolglos Geimpften findet nicht statt. Während bei der Impfung mehrere Wärter mithelfen müssen, um Ordnung zu schaffen und vorzubereiten, genügen bei der bald erledigten Revision einige Matrosen; der Revision wohnt gewöhnlich ein Offizier bei.

Kommt das Schiff nach einem fremden Hafen ausser Nordamerika, so hat der Arzt ein vom Kapitän gegenzuzeichnendes Schriftstück entweder in der Sprache des betreffenden Landes oder in englischer Sprache aufzusetzen (s. Anhang, S. 83), worin versichert wird, dass auf dem Schiffe während der Reise keine Fälle von ansteckenden Krankheiten vorgekommen sind, und dass an Bord alles wohl ist. Auf grossen Dampfern hat der Zahlmeister fertig gedruckte Formulare in allen in Betracht kommenden Sprachen vorrätig; auf anderen Schiffen schreibt der Zahlmeister häufig selbst diese Atteste und legt sie dem Arzte nur zur Unterschrift vor. Das Attest wird dann dem Quarantänearzt[2]) überreicht, welcher gewöhnlich selbst

---

1) Ueber die Tätigkeit des Arztes auf grossen Lloyddampfern, vergl. Brenning, Der Schiffsarzt des N. Lloyd. Allgem. med. Zentralzeitung. 1904. Nr. 50—53.

2) An einer bestimmten Stelle draussen auf der Reede stoppt jedes Schiff und führt die gelbe Flagge im Top (Q-Flagge des

noch einige Fragen betreffs des Gesundheitszustandes an Bord an den Arzt richtet, eventuell das Hospital besucht, und falls nichts weiter vorliegt, daraufhin sofort den Verkehr mit dem Lande gestattet. Sollte das Schiff andererseits von einem als verseucht angesehenen Hafen kommen, so werden alle an Bord befindlichen Personen einer mehr oder weniger eingehenden Musterung unterzogen.

In manchen Häfen, z. B. Algier, Neapel, Marseille, Genua und anderen Mittelmeerhäfen, muss der Arzt, namentlich wenn das Schiff aus einem verdächtigen Hafen kommt, aber auch oft sonst, mit dem Zahlmeister und einem Offizier in einem Boote des Dampfers an Land fahren, um dort seine Angaben zu Protokoll zu geben, worauf entweder der Dampfer sofort Erlaubnis zum Einlaufen in den Hafen erhält, oder zuvor der Quarantänearzt an Bord kommt. In den Häfen der Vereinigten Staaten werden regelmässig sämtliche Zwischendeckspassagiere einer Inspektion durch den Quarantänearzt unterworfen, bevor dieselben gelandet werden dürfen. Dasselbe pflegt in den australischen Häfen der Fall zu sein. Die Zwischendecker müssen (bei der Quarantänestation auf Staten Island, $1/2$ Stunde vor New York) im Gänsemarsch am Quarantänearzt vorbeidefilieren, wobei der Assistent des letzteren sie zählt, um nachzuprüfen, dass ja keiner fehlt. (So übermässig genau wird die Zählung aber nicht immer genommen.) Sowohl in New York wie in Philadelphia muss ein Schiffsarzt mit zur Auswanderungsstation gehen.

Bei allen diesen Besichtigungen, sowie bei den Verhandlungen mit dem Quarantänearzt spielt natürlich der Schiffsarzt die Hauptrolle, und es ist durchaus erforderlich, dass er sich vorher genau über die an Bord befindlichen Kranken, namentlich solche mit ansteckenden Krankheiten, unterrichtet und darüber dem Quarantänearzt in der Landessprache Mitteilung macht, ehe der letztere etwa die betreffenden Kranken von selbst herausfindet[1]).

Während der Liegezeit in einem ausländischen Hafen setzt der Arzt am besten ebenfalls mindestens eine Vormittagssprechstunde für die Mannschaft fest. Beim Lloyd ist dies sogar Vorschrift.

Verlässt der Arzt das Schiff, so hat er dies dem Kapitän oder dem wachhabenden Offizier mitzuteilen und

---

Internationalen Flaggenalphabets) als Zeichen, dass der Quarantänearzt an Bord gewünscht wird. Erst nach Freigabe des Schiffes durch diesen wird die Quarantäneflagge eingezogen.

1) Weiteres über Quarantäne vgl. Brenning, Quarantäne und Desinfektion in ausländischen Häfen. Allgem. med. Zentralzeitung. 1904. Nr. 39/40.

diesem bzw. dem 1. Offizier den Schlüssel zur Apotheke (den zum Giftschrank führt er stets bei sich, bis er das Schiff überhaupt verlässt) zu übergeben. Diese sowie das Arztzimmer sollten in jedem Hafen, worauf schon hingewiesen wurde, immer unter Verschluss gehalten werden.

Urlaub wird von den meisten Reedereien in sehr liberaler Weise erteilt. Will man sich aber länger als 24 Stunden entfernen, so muss in der Regel ein Vertreter besorgt werden, was in den meisten Häfen nicht allzu schwer fällt, da fast überall gleichzeitig mehrere deutsche Schiffe mit Aerzten liegen. Sind zwei Aerzte an Bord, so verlangt der Kapitän (z. B. im Hafen von New York) beinahe immer, dass wenigstens der eine seinen Dienst versieht, sofern er nicht etwa ebenfalls eine Vertretung findet. Die beiden Aerzte müssen also die Urlaubsfrage vorher unter sich regeln. Aerzte, die in New York einen mehrtägigen Urlaub nehmen wollen, müssen auf jeden Fall zuvor die Erlaubnis des dortigen Hafeninspektors der betr. Reederei einholen, welche, soweit dies möglich ist, auf die liebenswürdigste Weise erteilt zu werden pflegt. Der beurlaubte Arzt muss gewöhnlich 24 Stunden vor Abfahrt des Schiffes wieder an Bord sein.

Vor der Ausschiffung der Zwischendecker (diese werden in Hoboken mittels Tenders nach Ellis Island gebracht) muss ein Arzt an Bord bleiben. Ein Arzt muss die Zwischendecker nach Ellis Island begleiten, um den dortigen Aerzten Auskunft über etwaige Krankheiten der Passagiere zu geben.

Auf der Heimreise hat der Arzt in den letzten Tagen viel mit der Buchführung zu tun, weswegen es sich empfiehlt, nicht die ganze Schreibarbeit auf die letzten Stunden zu verschieben. Die grösseren Reedereien verlangen die Ausfüllung einer Reihe von Listen aller Art (zum Teil in mehreren Exemplaren), z. B. einen Bericht über den Gesundheitszustand an Bord, das Ergebnis der Impfung, Unfallsberichte, eine Defektliste über den Verbrauch von Medikamenten usw. Auf allen Schiffen muss ferner der Arzt laut gesetzlicher Bestimmungen ein Krankenjournal führen und ausserdem in ein besonderes Tagebuch alle wichtigen Vorfälle eintragen. Ist man im Heimatshafen angelangt[1]), so hat man sich beim Lloyd mit dem

---

1) Alle nach den Häfen der Vereinigten Staaten bestimmten Dampfer mit mehr als 50 Personen an Bord müssen jetzt mit drahtloser Telegraphie ausgerüstet sein, auch Frachtdampfer;

Schiffstagebuch und sonstigen Journalen zum Vertrauensarzt zu begeben, welcher dieselben vor Weitergabe an den Hafen- und Auswandererarzt auf Vollständigkeit prüft, oder es werden (H. A. L.), wie auch in New York, je ein Rapport und Krankenjournalauszug für die Direktion in Hamburg und New York dem Zahlmeister übergeben (bei Nicht-New York-Dampfern nur ein Rapport und Auszug für die Hamburger Direktion, desgleichen für den Chefarzt). Bei der H. A. L. nimmt ein Gesundheitsbeamter Krankenjournal, Tagebuch[1]) und den hafenärztlichen Bericht ab. Defektliste, Instruktionsbuch usw. muss man dem Chefarzt selbst bringen[2]) — eine Rückmeldung beim Chefarzt ist ohnedies Pflicht der Höflichkeit — bzw. an die Direktion schicken.

Wie man aus der vorangegangenen kurzen Schilderung ersieht, hat der Schiffsarzt auf einem grösseren Dampfer, zumal wenn dieser gut besetzt ist, vollauf zu tun. Es bleiben ihm höchstens ein paar Stunden am Tage und allenfalls der Abend zur freien Verfügung, sofern er nicht auch dann zu allerhand kleinen Dienstverrichtungen, wie Unterschriftleisten (der Arzt muss die Urkunden bei Todesfällen, Geburten, Unfällen usw. mitunterschreiben), Besorgung

---

diese kann in ausgedehntester Weise von den Schiffsärzten in Anspruch genommen werden; selbstverständlich müssen Privattelegramme, wenn auch zu ermässigten Gebühren, bezahlt werden, aber dienstlich kann der Arzt daraus Vorteile ziehen. Hat man eine Leiche oder einen Schwerkranken an Bord, so kann der Schiffsarzt dem Hafenarzt und eventuell dem Reeder oder dessen Vertreter lange vorher Nachricht zukommen lassen.

1) Ins Tagebuch sind nur medizinisch wichtige Dinge einzutragen. Beschwerden und Verbesserungsvorschläge sind auf besonderem Bogen dem Chefarzt einzureichen. Ganz verkehrt ist es, mit diesen dem Hafenarzt zu kommen.

2) Unter anderem auch das auf grösseren Dampfern befindliche Rechnungsbuch. Alle Rechnungen, die man den Passagieren meist am Tage vor der Ankunft im Hafen vorlegen lässt, sollen dem Kapitän zuvor zur Einsicht gezeigt werden (auch beim Lloyd), was aber nicht immer geschieht. Zu diesem Zweck gibt es ein Buch mit doppelten, perforierten Rechnungsformularen; die linke spezialisierte Rechnung ist für die Reederei bestimmt, die rechte, die nur den Betrag angibt, für den Patienten.

Auf den Brasil- und La Platafahrten muss ausser Krankenjournal und Tagebuch auch ein Medikamenten- und Rezeptbuch geführt werden.

VII. Kapitel. Der Dienst an Bord.

von Medikamenten oder durch Kranke abgerufen wird. Etwas leichter ist der Dienst, wenn zwei Aerzte an Bord sind, denn die Arbeit wird dann verteilt derart, dass der 2. Arzt die Behandlung des Zwischendecks und der evtl. vorhandenen Passagiere III. Klasse entweder ganz allein oder je nach der Besetzung des Dampfers nach Kräften teilweise übernimmt.

Was die Stellung des Arztes an Bord anbelangt, so wäre daran zu erinnern, dass der Arzt mit dem 1. Offizier und dem 1. Maschinisten (Ingenieur) dieselbe Rangstufe einnimmt. Jeder von diesen dreien steht an der Spitze seines Ressorts, und der Kapitän führt die Kommandogewalt über alle. Nur die vier Genannten speisen mit den Passagieren I. Klasse gemeinsam, die übrigen Offiziere und Maschinisten haben einen besonderen kleinen Speiseraum, die Messe. Der Zahlmeister (sowie der Proviantmeister) pflegt auf grösseren Dampfern unterschiedlich mit den Passagieren der I. oder II. Klasse zu speisen[1]).

Trotzdem der Arzt in dem Range des 1. Offiziers steht, so gilt dies eigentlich nur für die Stellung, die er als Arzt im Offizierkorps einnimmt. In Wirklichkeit ist er dem 1. Offizier als dem Vertreter des Kapitäns in vielen dienstlichen, rein seemännischen Dingen untergeordnet. Auch fehlt dem Arzt jede Kommandogewalt, d. h. er hat niemand von der Besatzung Befehle (siehe Seemannsordnung) zu erteilen (ausser dem Heilgehilfen), obschon er Vorgesetzter ist, es sei denn in ärztlichen Dingen, worin seine Ansicht, selbst vor der des Kapitäns, die massgebende ist.

Dadurch, dass der Arzt auf Grund seiner Praxis in viel nähere Beziehungen zu den Passagieren tritt als alle anderen Offiziere, geniesst er in geselliger Hinsicht manche Annehmlichkeit. Er kann, sofern es ihm der Dienst erlaubt, beliebig lange auf Deck spazieren gehen und sich mit den Passagieren unterhalten. Ersteres ist besonders in hygienischer Beziehung sehr vorteilhaft, weil der Arzt sonst infolge des allzu opulenten Essens an Bord und in Ermangelung ausgiebiger körperlicher Bewegung gar zu üppige Formen annimmt. Bei der H. A. L. besteht eine Vorschrift, dass die Offiziere, darunter auch die Aerzte, ausserdienstlich sich nicht in den Gesellschaftsräumen aufhalten dürfen, jedoch wird bei den Aerzten von der Schiffs-

---

[1]) Beim Lloyd ist auch den zweiten Offizieren die gelegentliche Teilnahme an den Mahlzeiten im ersten Salon gestattet.

leitung meistens eine Ausnahme gemacht. Trotzdem ist es ratsam, sich nicht allzuviel mit den Passagieren einzulassen; man vermeidet dadurch am besten Konflikte. Je taktvoller im übrigen der Arzt sich den Passagieren und den Offizieren gegenüber zu benehmen weiss, desto angenehmer ist seine Stellung an Bord, desto angesehener der Arzt selbst.

Das Verhältnis des Arztes zu den Offizieren hängt zum grossen Teil von seinem eigenen Auftreten ab. Wir haben Kapitäne grosser Dampfer kennen gelernt, welche die Aerzte genau so behandeln, als wenn sie ihnen in keiner Weise unterstellt wären, ebenso kennen wir eine grosse Menge Offiziere, mit denen die Aerzte in vortrefflicher Weise verkehrten. Ist dem Arzt einer der Herren andererseits unsympathisch, so lässt er ihn gesellschaftlich links liegen, dienstlich tut er seine Pflicht und um Weiteres kümmert er sich nicht. Wir finden, dass die vielfachen Klagen, die **Stellung** des Arztes an Bord sei keine angenehme, häufig der Berechtigung entbehren. Der taktvolle Arzt gründet sich selbst seine Stellung; noch mehr als am Lande gilt an Bord die Persönlichkeit, und — jeder verdient die Behandlung, die er sich **gefallen lässt**[1]).

VIII. Kapitel.
Wichtigere, an Bord vorkommende Krankheiten.

Es ist selbstverständlich, dass alle Krankheiten, die es überhaupt gibt, auch an Bord von Schiffen vorkommen können. Dies gilt sowohl von inneren wie von äusseren Krankheiten. Da aber schwerkranke Zwischendecker sowie viele, an anderen Leiden erkrankte Personen von der Reise ausgeschlossen sind, so begegnen wir doch manchen Krankheiten seltener auf Schiffen als am Lande. Eine ganze Anzahl von Erkrankungen, nämlich die Tropenkrankheiten, kommen sehr häufig auf Schiffen vor; trotzdem sie dem deutschen Arzte naturgemäss meistenteils selbst dem Namen nach fast unbekannt sind, müssen wir doch hier auf die dies-

---

[1] Wünscht ein Arzt eine Bescheinigung über seine Tätigkeit als Schiffsarzt, so wendet er sich am besten an das Seemannsamt des Hafens, von dem aus er gefahren ist, da die Reedereien im allgemeinen keine Zeugnisse ausstellen. Die Seemannsämter haben Formulare für diesen Zweck, und eine behördliche Bescheinigung hat viel mehr Wert als eine private.

bezüglichen Lehrbücher der Tropenkrankheiten (vgl. S. 42) verweisen. Auch die übrigen an Bord vorkommenden Krankheiten wollen wir nur in Kürze beschreiben, soweit sie den Schiffsarzt interessieren und besondere Eigentümlichkeiten bieten.

Das bei weitem häufigste Leiden, wegen dessen die Hilfe des Schiffsarztes in Anspruch genommen wird, ist natürlich die allgemein gefürchtete Seekrankheit, deren Gespenst sogar manche Kollegen davor zurückschreckt, als Schiffsarzt zu fahren.

Unter dem Siegel der Verschwiegenheit können wir dem Leser bekennen, dass auch wir schon seekrank waren. Der eine von uns wurde jedesmal seekrank, so oft er als Passagier fuhr und an Bord nichts zu tun hatte. Als Schiffsarzt dagegen bemerkte er nur bei wirklichem Sturm gewisse vorübergehende leichte Anwandlungen, namentlich dann, wenn der Dienst einen längeren Aufenthalt im Zwischendeck oder im hinten gelegenen Hospital verlangt hatte. Demnach scheinen Beschäftigung und Willenskraft in manchen Fällen selbst zu Seekrankheit disponierte Personen zu schützen, in anderen Fällen freilich versagen diese Mittel. Man mag sich dann damit trösten, dass selbst einige vielgereiste Kapitäne (Nelson!), speziell nach längerem Urlaub, auf jeder Reise seekrank werden.

Es liegt weder im Rahmen dieses Büchleins, auf die Theorien über das Wesen der Seekrankheit einzugehen, noch alle Mittel aufzuzählen, welche dagegen empfohlen worden sind. Wer sich damit beschäftigen will, möge eine der Monographien über die Seekrankheit lesen. Wir wollen uns nur einige Bemerkungen über die Prophylaxe und Behandlung des Leidens erlauben.

Bekanntlich bleiben zu Seekrankheit disponierte Personen am besten mittschiffs auf Deck, vermeiden den Anblick der Wellen, sind im Essen wie Trinken mässig und sorgen für Stuhl. Bei manchen scheinen Validol, Veronal, Bromural, Veronal-Natrium, Brom-Validol oder ein anderes der zahlreichen Mittel[1]) im Sinne eines milden Schlafmittels zu helfen, bis sie sich den Schiffsbewegungen gewissermassen adaptiert haben und der Gefahr, seekrank zu werden, entronnen sind; bei anderen hilft keinerlei

---

1) Auch kann man $1/2$ Stunde nach Verabreichung von etwa 15 Tropfen Validol auf einem Stück Zucker ein Glas eiskalten Sherry mit zwei Eiern durchgerührt geben. Statt dessen kann man auch eiskalte Milch nachtrinken lassen. (Dr. Fischer.)

Mittel. Die einen bekämpfen die ersten Anzeichen der Seekrankheit mit Erfolg dadurch, dass sie auf Deck wie besessen umherrennen, die andern dadurch, dass sie sich möglichst ruhig verhalten. Ein ganz vorzügliches Gegenmittel ist Beschäftigung und Unterhaltung. Auf den grossen Dampfern, die heutzutage auf vielen Linien verkehren, gelingt es übrigens nur besonders disponierten Personen, längere Zeit seekrank zu bleiben.

Man kann die Seekrankheit symptomatisch oder scheinbar spezifisch behandeln, entweder, indem man das jeweils hervorstechendste Symptom bekämpft oder aber in allen Fällen eines der oben angeführten Mittel verabreicht. In Ermangelung eines der neueren Mittel tun dieselben Dienste wohl auch die in der Apotheke enthaltenen, wie Tinct. Valerian., Brom usw. Am meisten konsultiert wird der Arzt zu Beginn der Reise und wenn der Seegang noch leicht ist. Kommt es erst zu einem Sturm, dann verzichten die meisten Seekranken, zum Glück, auf ärztliche Hilfe, zum mindesten sind sie viel zu elend, um den Arzt aufzusuchen. Der Arzt hätte auch gar nicht die Zeit, mehreren hundert Personen Hilfe zu leisten. Man begnügt sich daher, dort zu helfen, wohin man gerufen wird, oder wo die Seekrankheit in besonders schwerer Form auftritt. Es kommt vor, dass bei schwächlichen Individuen, selbst jüngeren Leuten, das Herz durch längeres Kranksein in bedrohlicher Weise leidet. In diesen Fällen muss man den Kollaps oder komatösen Zustand durch Injektionen, warme Bäder mit vorsichtigem Douchen und dergleichen sofort bekämpfen. Herzkranken (auch Greisen — Arteriosklerose) und Schwerkranken überhaupt ist von einer Seereise zu ungünstiger Jahreszeit, auf kleineren Schiffen zumal, dringend abzuraten. Wir haben einige Todesfälle, die hauptsächlich der Seekrankheit zuzuschreiben waren, bei solchen Patienten erlebt.

Nebst der Seekrankheit und vielfach als Folge derselben (bei manchen Personen als einziges Symptom der Seekrankheit selbst) kommt die Obstipation zur Behandlung[1]. Dieses ist das Hauptleiden, welches die Zwischen-

---

1) Bei dieser Gelegenheit sei ein Beispiel des reizenden Deutsch eingeflochten, dessen sich die Deutsch-Amerikaner so oft bedienen. Es kommt eine Dame ins Arztzimmer; auf die Frage, ob sie Deutsch oder Englisch spricht, antwortet sie stolz: O, ich bin Deutsch. Ich möchte nur etwas haben, um „die Bauls zu muven". To move the bowels" heisst nämlich — abführen.)

decker zum Arzt treibt, man möchte fast sagen, ein Ungar oder ein Slowake geht eher deswegen zum Schiffsarzte, als wenn er die Pocken hätte. Die Bekämpfung dieser an Bord häufig recht hartnäckigen Affektion fällt also vorzugsweise in den Bereich des zweiten Arztes. Von den vielen Mitteln, die hierfür zur Verfügung stehen, wie Rizinusöl, Bittersalz, Karlsbader Salz, Calomel, Abführpillen, Pulvis Liquiritiae compositus u. a. sind für den Schiffsgebrauch die fabrikmässig hergestellten Abführpillen, welche in grossen Quantitäten vor jeder Abreise an Bord geschickt werden und aus Aloë und Rhabarber bestehen, am zweckmässigsten, weil am leichtesten und bequemsten zu verabfolgen —, doch ist ihre Wirkung oft eine geringe. Die übrigen Mittel, welche ausser dem Calomel nur mit einer grösseren Menge Wasser oder anderer Flüssigkeit gegeben werden können, werden gewöhnlich sofort wieder ausgebrochen, wenn die betreffenden Patienten zur Seekrankheit neigen.

Namentlich gilt dies vom Rizinusöl, das wir von allen jenen Mitteln auf See für das ungeeignetste halten und von dem wir trotz des Riesenvorrates nur sehr selten Gebrauch gemacht haben. Allerdings gibt es Slowaken, welche dieses Oel für einen Leckerbissen zu halten scheinen, und denen man nicht erst vorreden zu lassen braucht, es handle sich um „amerikanischen Honig", um sie zum Einnehmen des Oeles zu veranlassen. Auch die Verschmierung der Löffel und Trinkgläser durch das letztere sowie die nachherige umständliche Reinigung derselben ist ein Grund, von der Verabfolgung des Rizinusöles abzusehen. Dieser Grund würde ja allerdings fortfallen, wenn man den Patienten einfach die nötige Dosis des Oeles mitgeben würde; doch dann hätte man, abgesehen von dem grossen Verbrauch an Medizingläsern, absolut keine Garantie, dass das Medikament auch wirklich eingenommen wird. Man muss es sich an Bord überhaupt zum Prinzip machen, möglichst alle Medizinen gleich vor seinen eigenen Augen einnehmen zu lassen, wenn man keine Enttäuschungen hinsichtlich des ausbleibenden Erfolges erleben will. Am besten gibt man das Oel jedenfalls in schwarzem heissen Kaffee (oder Bier).

Im Gegensatze zu dem Rizinusöl ist die Verabreichung von Pillen die denkbar bequemste. Man schüttet den Frauen 2—3 und den Männern 3—4 derselben in die Hand und lässt sie sofort, eventuell mit einem Schluck Wasser, hinunterschlucken. Hat sich erst einmal die Kunde von der wundersamen Heilkraft jener Pillen unter den Auswanderern verbreitet, so erscheint von ihnen manchmal ein ganzes Dutzend unter Führung eines Dolmetschers vor der Apotheke, um gleichzeitig mit diesem Mittel bedacht zu werden.

Was nun die übrigen inneren Krankheiten anbelangt, so gelangen auf See die **Magendarmerkrankungen** am häufigsten zur Beobachtung, was wohl mit der veränderten Kost und dem Mangel an Bewegung zusammenhängt, sofern die Krankheit an Bord akquiriert wurde. Schwere Fälle von Gastroenteritis, besonders bei Kindern, sind nicht selten. **Lungenleiden** werden meist mitgebracht. Im allgemeinen sind Erkältungen zur See, mit Ausnahme von Anginen, nicht gerade häufig. Wir glauben sogar, dass Seereisen ein sehr gutes Mittel sind, um manche chronische Erkrankungen der Nase, des Larynx und der Lungen zur Heilung zu bringen, natürlich nicht die Tuberkulose, bei der Seereisen kontraindiziert sind, schon weil die Seekrankheit leicht zur Hämoptoe führt. **Zahnleidende** machen oft Schwierigkeiten. Im Auslande dürfen Mitglieder der Besatzung (bei der H. A. L.) an Land zu einem Zahnarzt geschickt werden; der Kranke muss aber zunächst die Kosten für die Behandlung selbst auslegen. Wenn die Ausgaben sich in mässigen Grenzen halten, erhält er seine ausgelegten Gelder in Hamburg zurück.

Infektionskrankheiten aller Art kommen naturgemäss zur See wie am Lande vor und verbreiten sich trotz schleuniger Isolierung unter Umständen sehr rasch. Masern, Scharlach usw. (getrennt zu isolieren) bringen dem Schiffsarzt viel Arbeit, zumal wenn das Isolierhospital für alle infizierten Kinder nicht mehr ausreicht, wie es öfter der Fall ist.

Todesfälle an Bord sind durchaus nicht selten; fast auf jeder Reise, besonders auf den Rückreisen von New York, auf denen häufig Schwerkranke versuchen, ihre Heimat zu erreichen, stirbt jemand, namentlich wenn das Zwischendeck stark besetzt ist; auch sterben häufig Kinder an Brechdurchfall, obwohl durch einen grossen Vorrat von Flaschen mit sterilisierter Säuglingsmilch und von Büchsen mit Nestleschem Kindermehl (oder Odda) auch für die Kleinen nach Möglichkeit gesorgt ist. Auf einer Reise kamen innerhalb 3 Tagen zwei Todesfälle an akuter Alkoholvergiftung vor, während in einem dritten Fall eine schwere Neuritis zurückblieb. Alle drei Patienten hatten grosse Quantitäten von in New York gekauftem Whisky allerschlechtester Art getrunken. Ebenso häufig wie Todesfälle sind Geburten[1]) auf See, und bei einer Zahl von 1500 Zwischendeckern kann man wohl mit ziemlicher Sicherheit auf mindestens eine Entbindung während der Reise rechnen. Die Entbindung erfolgt fast immer sehr leicht und ohne Kunsthilfe, oft sogar so schnell, dass das Kind eher da ist, als der in der Regel doch sehr bald eintreffende Schiffsarzt. Da Hebammen nicht an Bord sind, so muss natürlich der Arzt, falls nicht die Wärterin auf diesem Gebiete etwas Bescheid weiss (was meist der Fall ist), sämtliche Verrichtungen, die sonst einer Hebamme zufallen, selbst leisten, besonders das Kind reinigen, baden, einwickeln usw., was an Bord selbstverständlich nicht so einfach ist wie an Land.

In einem Falle, den wir anführen möchten, weil er beweist, welch kräftiger Konstitution sich mitunter Frauen aus den von der Kultur noch wenig beleckten Gegenden des östlichen Europas erfreuen, ass eine Wöchnerin einen Tag nach der Entbindung unter Zurückweisung der ihr verordneten Milchsuppe ihre gewohnten Erbsen mit Speck in grosser Quantität, trank darauf etwa $1/3$ Liter Kognak und begab sich sodann an Deck, um dort ganz vergnügt spazieren zu gehen, soweit ihr das überhaupt in einem Zustande völliger Trunkenheit möglich war. Dass ihr dieses für eine Wöchnerin etwas ungewöhnliche Verhalten nicht im mindesten geschadet hat, braucht wohl nicht erwähnt zu werden.

Bedenklich hoch ist die Zahl von Geisteskrankheiten, welche man an Bord zu beobachten Gelegenheit hat. Bei sieben von uns beobachteten Fällen handelte es sich zweimal um Dementia paralytica und in den übrigen fünf Fällen um aus unbekannten Gründen ganz akut ausgebrochene Erregungszustände, welche in nichts weniger als vier Fällen zum Selbstmord durch Ueberbordspringen führten, ehe es noch möglich war, eine sichere Diagnose zu stellen[2]). Gelegentlich kommen auch Selbstmorde von Heizern und Kohlenziehern vor, welche bekanntlich sehr häufig, besonders im Roten Meere, von der enormen, bisweilen bis auf 60° C. steigenden Hitze im Maschinen- und Heizraume übermannt werden, plötzlich nach oben stürzen und, ehe sie noch jemand zurückhalten kann, über Bord

---

1) Nach amerikanischem Gesetz muss jede Wöchnerin 10 Tage liegen, muss also unter Umständen bei der Ankunft noch ins Hospital.

2) Diese vier Fälle sind eingehend besprochen in der „Medizinischen Woche", Nr. 51, 1904.

springen. (Daher werden vielfach chinesische und indische Heizer verwendet[1]). Geisteskranke an Bord zu haben ist, wie sich leicht denken lässt, das Unangenehmste, was einem Schiffsarzte begegnen kann; denn während man sich solcher Patienten an Land leicht entledigen resp. für geeignetes Wartepersonal sorgen kann, fehlt es an Bord sowohl an zweckmässigen Räumen zur Unterbringung derselben als auch an sachverständigen Wärtern, und sich selbst täglich, womöglich mehrere Stunden hindurch, geisteskranken Passagieren zu widmen, ist wahrlich kein Vergnügen.

Gerade auf der Heimreise von New York hat man neuerdings oft geisteskranke „paupers" (Gemeindearme), die die Amerikaner sogar noch 2 Jahre nach deren Landung auf Kosten der betr. Reedereien nach Europa wieder abschieben, zu behandeln[2]). Ein Kollege hatte kürzlich das zweifelhafte Vergnügen, fünf von ihnen auf der Heimreise zu versorgen; einer starb unterwegs und einer sprang trotz der Wache ins Wasser.

Von äusseren Erkrankungen sind Quetschwunden, Verbrennungen, Phlegmonen aller Art bei der Mannschaft sehr häufig, Kontusionen, Distorsionen und Brüche kommen auch bei den Passagieren nicht selten auf jeder Reise vor. Schwere Verletzungen ereignen sich namentlich beim Laden im Hafen oder bei stürmischem Wetter. Fremdkörperverletzungen der Bindehaut und Cornea sind so häufig, dass man sie, wie vieles andere, garnicht ins Journal einzutragen pflegt.

Grössere Operationen wird man selten an Bord auszuführen haben, obschon man darauf gefasst sein muss, eine beliebige dringliche Operation ausführen zu müssen. Wir sind überhaupt der Ansicht, dass jeder Kollege, der die Verantwortung einer Schiffsarztstelle auf sich nehmen will, zum mindesten die Kleinchirurgie praktisch beherrschen muss und in den grösseren Operationen so viel Bescheid wissen sollte, dass er sich die Ausführung einer solchen nötigenfalls zutraut.

---

1) Ostasiendampfer haben teilweise für die ganze Besatzung Chinesen, Reichspostdampfer nicht. Daher ist auf letzteren nach Ostasien mehr zu tun als auf den Frachtdampfern.
2) Ueber diese muss ein täglich auszufüllender Rapport für die U. S. Commissioners geführt werden.

Anhang.

Die Seemannsordnung[1]).

Ein Abdruck dieser im Jahre 1902—1904 erlassenen Gesetze werden, wie es das Reichsgesetz vorschreibt, dem Seefahrtsbuch (siehe S. 53) als Anhang beigegeben. Ausserdem befindet sich daselbst „eine Zusammenstellung der Bestimmungen über die Militärverhältnisse der seemännischen und halbseemännischen Bevölkerung und die Anmusterung als Schiffsmann", sodann das Gesetz, betreffend „die Verpflichtung der Kauffahrteischiffe zur Mitnahme heimzuschaffender Seeleute" und „die Stellenvermittlung für Schiffsleute".

Die Seemannsordnung umfasst über 25 Seiten Kleindruck, die in 6 Abschnitte zerfallen. Um dem künftigen Schiffsarzt wenigstens eine allgemeine Vorstellung von der Wichtigkeit und dem Inhalt dieser Gesetze zu geben, mögen hier auszugsweise und zum Teil in abgekürzter Form einige Paragraphen aus den einzelnen Abschnitten zusammengestellt werden.

1. Einleitende Vorschriften (6 Paragraphen).

§ 2. Kapitän ist der Führer des Schiffes, in dessen Ermangelung oder Verhinderung sein Stellvertreter.

Schiffsoffiziere sind diejenigen zur Unterstützung des Kapitäns in der Führung des Schiffes bestimmten Angestellten, welche zur Ausübung ihres Dienstes eines staatlichen Befähigungsnachweises bedürfen. Ausserdem gelten als Schiffsoffiziere die Aerzte, Proviant- und Zahlmeister.

Schiffsmann ist jede sonstige zum Dienste auf dem Schiffe angestellte Person, ohne Unterschied, ob die Anmusterung erfolgt ist oder nicht. Auch die weibliche Angestellte hat die Rechte und Pflichten des Schiffsmanns. Der Lotse gilt nicht als Schiffsmann.

---

1) Von dem Zahlmeister erhält der Arzt der H. A. L. auf Wunsch ein Exemplar der Seemannsordnung. Diese Ausgabe (Hamburg, 1908) enthält ausserdem eine Reihe von Bekanntmachungen, Bestimmungen, z. B. Speiserolle für deutsche Schiffe usw.

Die Seemannsordnung.

§ 3. Der Kapitän ist der Dienstvorgesetzte der Schiffsoffiziere und Schiffsleute. Die Schiffsoffiziere sind Vorgesetzte sämtlicher Schiffsleute. Auf die Schiffsoffiziere finden die für die Schiffsmannschaft oder den Schiffsmann geltenden Vorschriften, soweit nicht ausdrücklich ein anderes festgesetzt ist, Anwendung.

2. Seefahrtsbücher und Musterung (20 Paragraphen).

§ 7. Niemand darf im Reichsgebiet als Schiffsmann in Dienst treten, bevor er sich über Namen, Geburtsort und Alter vor einem Seemannsamt ausgewiesen hat und von demselben ein Seefahrtsbuch ausgefertigt erhalten hat.

Ist der Schiffsmann ein Deutscher, so hat er sich über seine Militärverhältnisse auszuweisen.

Der Bundesrat bestimmt, inwieweit als Schiffsleute nur solche Personen angemustert werden dürfen, welche nach Untersuchung ihres körperlichen Zustandes für den zu übernehmenden Dienst geeignet sind.

§ 13. Die Anmusterung besteht in der Verlautbarung des mit dem Schiffsmanne geschlossenen Heuervertrags vor einem Seemannsamt. Sie muss vor Antritt oder Fortsetzung der Reise, wenn dies aber ohne Verzögerung der Reise unausführbar ist, sobald ein Seemannsamt angegangen werden kann, erfolgen. Geschieht die Anmusterung innerhalb des Reichsgebiets, so ist dabei das Seefahrtsbuch vorzulegen.

3. Vertragsverhältnis (56 Paragraphen).

§ 27. Die Giltigkeit des Heuervertrags ist durch schriftliche Abfassung und durch den nachfolgenden Vollzug der Anmusterung nicht bedingt. Jedoch ist dem Schiffsmann bei der Anheuerung ein von dem Kapitän oder dem Vertreter der Reederei unterschriebener Ausweis (Heuerschein) zu geben, welcher enthält: Namen des Schiffes, Angabe der Dienststellung, Angabe der Reise oder Dauer des Vertrags, Höhe der Heuer, Zeit und Ort der Anmusterung.

§ 32. Die Verpflichtung des Schiffsmanns, sich mit seinen Sachen an Bord einzufinden und Schiffsdienste zu leisten, beginnt, wenn nicht ein anderes bedungen ist, mit der Anmusterung. Der Zeitpunkt, zu welchem der Dienstantritt erfolgen soll, ist dem Schiffsmann bei der Anheuerung, der Liegeplatz oder ein Meldeort ihm bei der Anmusterung anzugeben.

§ 44. Die Heuer ist vom Tag der Anmusterung, falls diese dem Dienstantritt vorangeht, sonst vom Tage des Dienstantritts an zu zahlen. Als Dienstzeit gilt auch die zur Erreichung des Meldeorts erforderliche Reisezeit.

§ 59. Falls der Schiffsmann nach Antritt des Dienstes oder nach der Anmusterung erkrankt oder eine Verletzung erleidet, trägt der Reeder die Kosten der Verpflegung und Heilbehandlung. Vorbehaltlich der Abschrift im Absatz 2 erstreckt sich diese Verpflichtung: 1. wenn der Schiffsmann deswegen die Reise nicht antritt, bis zum Ablauf von 26 Wochen seit der Erkrankung oder Verletzung; 2. wenn er die Reise antritt, bis zum Ablauf von 26 Wochen nach dem Verlassen des Schiffes. (Hierzu noch mehrere Einschränkungen.)

4. Disziplinarvorschriften (8 Paragraphen).

§ 84. Der Schiffsmann ist der Disziplinargewalt des Kapitäns unterworfen. Die Ausübung derselben kann nur auf den 1. Offizier des Deckdienstes und den 1. Offizier des Maschinendienstes innerhalb ihres Dienstbereiches übertragen werden. Dieselben haben jeden Fall der Ausübung der Disziplinargewalt binnen 24 Stunden dem Kapitän anzuzeigen.

§ 85. Der Schiffsmann hat dem Kapitän, den Schiffsoffizieren und seinen sonstigen Vorgesetzten mit Achtung zu begegnen und ihren dienstlichen Befehlen unweigerlich Folge zu leisten.

§ 91. Zur Aufrechterhaltung der Ordnung und zur Sicherung der Regelmässigkeit des Dienstes ist der Kapitän befugt, die geeigneten Massregeln zu treffen. Geldbussen, Kostschmälerung von mehr als 3tägiger Dauer, Einsperrung und körperliche Züchtigung darf er jedoch zu diesem Zwecke weder als Strafe verhängen noch als Zwangsmittel anwenden. Bei einer Widersetzlichkeit oder bei beharrlichem Ungehorsam ist der Kapitän zur Anwendung aller Mittel befugt, welche erforderlich sind, um seinen Befehlen Gehorsam zu verschaffen. Zu diesem Zwecke ist auch die Anwendung von körperlicher Gewalt in dem durch die Umstände gebotenen Masse gestattet. Er darf ferner gegen die Beteiligten die geeigneten Sicherungsmassregeln ergreifen und sie nötigenfalls während der Reise fesseln. Jeder Schiffsmann muss dem Kapitän auf Erfordern hierbei Beistand leisten.

5. Strafvorschriften (34 Paragraphen).

§ 96. Mit Geldstrafe bis zum Betrag einer Monatsheuer wird ein Schiffsmann bestraft, welcher sich einer gröblichen Verletzung seiner Dienstpflichten schuldig macht, z. B. durch: 1. Nachlässigkeit im Wachtdienste. 2. Ungehorsam gegen den Dienstbefehl eines Vorgesetzten. 3. Ungebührliches Betragen gegen Vorgesetzte, gegen andere Mitglieder der Schiffsmannschaft oder gegen Reisende. 4. Verlassen des Schiffes ohne Erlaubnis oder Ausbleiben über die festgesetzte Zeit. 5. Wegbringen eigener oder fremder Sachen von Bord des Schiffes und an Bord bringen oder an Bord bringen lassen von Gütern oder sonstigen Gegenständen ohne Erlaubnis. 6. Eigenmächtige Zulassung fremder Personen an Bord und Gestattung des Anlegens von Fahrzeugen an das Schiff. 7. Trunkenheit im Schiffsdienste. 8. Vergeudung, unbefugte Veräusserung oder Beiseitebringen von Proviant.

Gegen Schiffsoffiziere kann die Strafe bis auf den Betrag einer 2monatigen Heuer erhöht werden.

§ 100. Ein Schiffsmann, welcher den wiederholten Befehlen des Kapitäns, eines Schiffsoffiziers oder eines anderen Vorgesetzten den schuldigen Gehorsam verweigert, wird mit Gefängnis bis zu 3 Monaten oder mit Geldstrafe bis zu 300 M. bestraft.

§ 101. Wird der schuldige Gehorsam von 2 oder mehreren zur Mannschaft gehörigen Personen auf Verabredung gemeinsam verweigert, so tritt Gefängnisstrafe bis zu 1 Jahr ein. Der Rädelsführer wird mit Gefängnis bis zu 3 Jahren bestraft. (Wer zur Begehung der strafbaren Handlung auffordert, ist gleich dem Anstifter zu bestrafen, falls die Aufforderung Folgen hatte.)

§ 103 und 104. Ein Schiffsmann, welcher einen Vorgesetzten durch Gewalt oder Bedrohung oder durch Verweigerung der Dienste zur Vornahme oder Unterlassung einer dienstlichen Verrichtung nötigt, Widerstand leistet oder einen Vorgesetzten tätlich angreift, wird mit Gefängnis bis zu 2 Jahren bestraft, bei mildernden Umständen bis zu 600 Mark. Der Versuch ist strafbar.

§ 111. Ein Vorgesetzter, welcher einem Schiffsmanne gegenüber seine Disziplinargewalt missbraucht, wird bis zu 1000 M. oder mit Gefängnis bis zu 1 Jahr bestraft.

§ 115. Mit Geldstrafe bis zu 10 M. oder 1 Tag Haft wird bestraft, wer sich vor dem Seemannsamt ungebührlich benimmt.

Abschnitt 6 enthält nur allgemeine Vorschriften.

Schemata zu Quarantäneattesten[1]).

Bordeaux, le . . . .

Je certifie par cela que pendant la traversée du vapeur allemand . . . . . . d'Hambourg à Bordeaux il ne s'est produit à bord aucun cas de maladie et que la santé des passagers et de l'équipage est parfaite.

. . . .
médecin à bord.

Liverpool, the . . . .

I hereby certify that no cases of yellow fever or any other disease of epidemic character have occurred on board the German Steam Ship . . . . . . on her passage from Rio de Janeiro to this port.

. . . .
Doctor on board.

---

1) Grösstenteils nach Roewer, l. c.

84 Anhang.

Marseille, le . . . .
A
Monsieur le Directeur de l'intendance sanitaire
à
Marseille.

J'ai l'honneur de vous informer que pendant la traversée du vapeur hollandais . . . . . . de Batavia à Marseille que pendant notre séjour à Aden, à Jedda et à Port-Said, il ne s'est produit à bord aucun cas de maladie épidémique ni contagieuse.

La santé de tout l'équipage ainsi que des passagers est parfaite sauf un passager de première classe, qui est mort d'une maladie du foi.

Les vêtements et les cabines à bord, spécialement les places occupées par les pèlerins, ont été lavés, purifiés et bien desinfectés.

Agréez, Monsieur le Directeur, l'assurance de ma considération distinguée.

. . . .
médecin à bord.

Genova, il . . . .

Il sottoscritto medico attesta què durante il viaggio del vapore Tedesco . . . . da Hamburg a Genova nessuna malattia epidemica ne contagiosa ha avuto luogo a bordo e che lo stato di salute dei passaggeri e dell' equipaggio è buono.

. . . .
il medico di bordo.

La Guayra, el . . . .

El estado de la salud à bordo del vapor aleman . . . . . . durante el viaje de Hamburgo à La Guayra ha sido muy bien. Un passajero de la primera clase ha muerto de una inflamacion de los pulmones.

No hay enfermos à bordo.

. . . .
médico à bordo.

Die Apotheke.

I. Arzneimittel.

Die Mengen — bei mehr als 500 Personen doppelt — sind in Gramm, Pulver- oder Stückzahl angegeben. Die mit einem † versehenen Mittel sind im Giftschrank aufzubewahren, dessen Schlüssel der Arzt und in seiner Abwesenheit der wachhabende Offizier behält.

Acid. boric. pulv. 50.
Acid. hydrochlor. dil. 100.
†Acid. nitric. 30.
Acid. tannic. 50.
Aether 100.
Aethyl. chlorat. 50.
Alumin. pulv. 200.
†Apomorphin. hydrochlor. à 0,1 g (3 Röhrchen).
Aq. Calcar. 500.
Aq. dest. 1000.
†Arg. nitric. fus. 5.
†Atropin. sulf. solut. cum acid. boric. (1 + 3) : 100 (25).
Balsam. Copaiv. 100.
Balsam. peruv. cum Spiritu ana 400.
Benzin. Petrolei 400.
Bismut. subgall. 100.
Bismut. subnitric. 100.
Chart. amylac. 400.
Chinin. hydrochlor. à 1 g (100 bzw. 200).
†Chloral. hydrat. 100.
†Chloroform. 200.
†Cocain. hydrochlor. 3.
Collod. elast. 50.
†Cupr. sulf. 30.
Elix. e Succo Liq. 250.
†Extract. Filicis 25.
†Extract. Secal. cornut. fluid. 20.
Flor. Chamom. 250.
†Fol. Digit à 0,1 (25).
Fruct. Foenic. 200.
Glycerin. 200.
Gummi arab. pulv. 100.
†Hydrarg. chlor. à 0,3 und à 0,01 je 60 Pulver.
†Hydrarg. oxyd. v. h. parat. 10.
†Jodoform. 25.
Kalii brom. 100.
Kalii chloric. 200.
†Kalii jodat. 200.
Kalii permang. 25.
Kindermehlpräparate 6 Büchsen.
†Kreosot. c. Spirit. ana 20.
Liq. Alumin. acet. c. acid. tart. (95 + 5) (500).
Liq. Ammon. anis. 100.
Liq. Ammon. caust. 150.
†Liq. Cresoli sapon. 1000.
Liq. Ferri sesquichl. 50.
Liq. Kalii acet. 100.
†Liq. Kalii arsen. 25.
† Liq. Plumb. subacet. 200.
Lycopod. 25.
Magnes. sulf. 2000.
†Methylsulfonal à 1 g (20).
†Morphin. hydrochlor. c. Aq. dest. (1 + 49) (50).
†Morphin. hydrochlor. à 0,01 g (40).
Natrii bicarbon. 500.
Natrii salicyl. à 1 g (200).
Olei camphor. 25.
Olei Ricini 2000.
†Pastill. Hydrarg. bichlor. à 1 g (50).
†Phenacet. à 0,5 g (100).
Pilul. laxant. 150.
†Pulv. Ipecac. opiat. à 0,5 g (40).
Pulv. Liq. comp. 100.
Pulv. Magnes. c. Rheo 30.
Pulv. salicyl. c. Talco 400.
†Pyrazol. phenyldimethyl. à 1 g (30).
†Radic. Ipecac. pulv. à 1 g (20).

Sal. Carolin. fact. 1000.
Schutzpockenlymphe 50 Port.[1]
Serum antidiphth. 5000 Einh.
Solut. Nylander 100.
Spiritus 750.
Spiritus aether. 100.
Spiritus camphor. 500.
Spiritus sapon.-camph. 500.
Spiritus Sinapis 100.
Tinct. Chin. comp. 100.

†Tinct. Jodi 50.
†Tinct. Opii simpl. 100.
Tinct. Rhei vin. 150.
†Tinct. Strophant. 25.
Tinct. Valerian. aeth. 50.
Ung. acid. boric. 400.
Ung. hydrarg. cin. 200.
Ung. Paraff. 400.
Ung. Zinci (oder Paste) 100.
†Zinc. sulf. à 1 g (60).

II. Geräte und Verbandmittel.

Messgefässe, Handwage, Trichter, Mörser, Salbenspatel, Hornlöffel, Tropf- und Medizingläser, Salbenkruken, Milchflaschen, Schachteln, Zettel, Papierbeutel, Filtrierpapier, Reagenspapier und -gläser, Spirituslampe, Pinsel.

Wasch- und Instrumentenschalen, Eiterbecken, Einnehmegefässe, Trinkrohre, Eisbeutel, wasserdichter Stoff, Oelleinwand, Spülgefässe, Steckbecken, Urinflaschen, Suspensorien, Bruchbänder, Sauger.

Verbandwatte (auch sterile), Verbandmull, Jodoformgaze, Kautschukpflaster, Mull-, Kleister- und Flanellbinden, Gipsbinden, Mitellen, Verbandtücher, kleine Drahtschienen, T-Schienen, Holzschienen, Pappe, Verbandschere.

III. Aerztliche Instrumente. (Stückzahl in Klammern.)

Maximalthermometer (3), Stethoskop, Hammer, Plessimeter, Handbürsten (3), Maske, Pravazspritzen (3), Tripperspritzen (12), Gummikatheter (6), Bougies (3), Schlauch mit Trichter für Magenausspülungen, Schlundstösser, Grätenfänger, Reflektor mit Stirnbinde, Zungenspatel (2), Ohrentrichter, Belocqsches Röhrchen, Trachealkanülen (2), Spritze für Heilserum, Esmarchscher Schlauch, Induktionsapparat.

Zahnzangen (5), Skalpelle (2), Knopfmesser, Sichelmesser, gerade und Coopersche Schere, Arterienpinzetten (2), anatomische und Hakenpinzette, Knopf-, Hohl- und Myrtenblattsonde, Spatel, Nadeln (6), Katgut, Seide, Nadelhalter, Löffel, Korneallanzette, Augenmeissel, Impffedern (100) oder Impflanzetten (6—12).

Amputationsbesteck und geburtshilfliches Instrumentarium (Zange, Perforatorium, Haken, Katheter, Kugelzange, Kornzange, Klemmpinzette, Kürette, Uterusröhre, Spekula, seidene Schlingen).

1) Nach New York, Canada, Philadelphia, Mexiko und La Plata 1¼ Portion pro Zwischendeckspassagier.

Nachtrag. Bei der H. A. L. ausserdem: Sublimatgaze, Moscttigbattist statt der unbrauchbaren Oelleinwand. Aspirin; Spir. menth. pip.; Sir. rub. Idaei; Rot. menth. pip.; Troch. Ammon. chlor.; Veronal; Tinct. opii benz. und vieles andere mehr. Ebenso sind auch auf grösseren Lloyddampfern noch zahlreiche andere Arzneien usw. vorhanden.

Die Flotten der Schiffsgesellschaften[1]).

Flotte der Hamburg-Amerika Linie.
(1 306 819 Br. Reg. Tons.)
(Nach einem Verzeichnis der Gesellschaft vom März 1913.)

1. Vaterland (im Bau)	52000	22. *König Wilhelm II. (07)	9410
2. Imperator (13)	50000	23. *Vogtland (im Bau)	9300
3. *Kaiserin Auguste Viktoria (06)	24581	24. *Friesland (im Bau)	9300
4. *Amerika (05)	22622	25. *Kronprinzessin Cecilie (06)	8689
5. *Tirpitz (13)	21000	26. *Fürst Bismarck (05)	8332
6. *Bürgermeister O'Swald (13)	20000	27. Belgia	8117
7. *Bürgermeister Burchard (13)	20000	28. *Ypiranga (08)	8103
8. *President Lincoln (03)	18168	29. *Corcovado (07)	8099
		30. Sachsen (10)	8007
9. *President Grant (03)	18072	31. Bayern (11)	8006
10. *Cleveland (09)	16960	32. *Preussen (10)	7997
11. *Victoria Luise (13)	16703	33. Fürst Bülow (11)	7638
12. *Cincinnati (09)	16339	34. Baden (im Bau)	7600
13. *Patricia (99)	14466	35. Württemberg (im Bau)	7600
14. *Pennsylvania (96)	13333	36. Bethania (98)	7548
15. *Pretoria (97)	13234	37. Braunschweig (im Bau)	7300
16. *Graf Waldersee (98)	13193	38. Nassau (im Bau)	7300
17. *Blücher (01)	12350	39. Bermuda (99)	7038
18. *Moltke (01)	12335	40. Badenia (02)	6930
19. *Hamburg (99)	10532	41. Belgravia (06)	6648
20. Bosnia (98)	9683	42. Rhaetia (05)	6600
21. *König Friedrich August (06)	9462	43. Rugia (05)	6598

---

1) * bedeutet Doppelschraubendampfer. Vaterland und Imperator haben vier Schrauben und Turbinenantrieb.

Die eingeklammerte Zahl nach dem Namen bedeutet das Baujahr. Von der Angabe der Maschinenstärke haben wir diesmal abgesehen — auch der mutmasslichen Geschwindigkeit. Wer seemännisch nicht ganz unerfahren ist, weiss, dass die Meilenzahl immer cum grano salis zu verstehen ist — denn sie hängt von der Strömung, vom Wind, vom Zustand der Kessel usw. in hohem Masse ab.

Die Angaben sind dem „Verzeichnis der Hamburger Schiffe" für 1913 (Lübcke und Clement, Hamburg) teilweise entnommen.

88 Anhang.

44. Brasilia (06) . .	6585
45. Silvia (85) . . .	6580
46. Brisgavia (99) . .	6550
47. Hohenstaufen (06)	6489
48. Rhenania (04) . .	6455
49. Habsburg (06) . .	6437
50. *Windhuk (05) . .	6344
51. Thuringia (05) . .	6152
52. Thessalia (05) . .	6047
53. *Prinz Adalbert(03)	6030
54. *Prinz Oskar (03)	6026
55. Polynesia (04) . .	6022
56. Emil L. Boas (12) ⎫ verk.	6014
57. Karl Schurz (12) ⎭	6011
58. Salamanca (06) .	5970
59. Westmark (im Bau)	5800
60. Neumark (im Bau)	5800
61. Navarra (05) . .	5794
62. Abessinia (00) . .	5753
63. Artemisia (00) . .	5739
64. Pontos	5703
65. Acilia (00) . . .	5693
66. Alexandria (00) . .	5692
67. Swakopmund (03) .	5631
68. Sithonia (01) . .	5618
69. Bohemia (02) . .	12000
70. Barcelona (96) . .	5465
71. Armenia (96) . .	5464
72. Arcadia (06) . .	5454
73. Andalusia (96) . .	5433
74. Dortmund (01) . .	5236
75. Valesia (13) . . .	5227
76. Valencia (13) . . .	5226
77. Nordmark (im Bau)	5200
78. Südmark (13) . .	5200
79. Otavi (05) . . .	5173
80. Sevilla (00) . . .	5156
81. *Alesia (96) . . .	5144
82. Granada (99) . .	5144
83. *Ambria (96) . .	5143
84. Kurmark (12) . .	5137
85. *Aragonia (97) . .	5124
86. Hoerde (01) . . .	5091
87. Pisa (96) . . .	4967
88. Christian X. (Motorschiff) (13) . . .	4956
89. Segovia (00) . . .	4945
90. C. Ferd. Laeisz (00)	4931
91. Schwarzwald (11) .	4892
92. Steigerwald (11) .	4836
93. Sambia (99) . . .	4765
94. Prinz Joachim (03)	4760
95. Prinz August Wilhelm (02) . . .	4733
96. Wasgenwald (11) .	4708
97. Grunewald (11) .	4707
98. PrinzSigismund(02)	4689
99. Prinz Eitel-Friedrich (01) . . .	4650
100. Albingia (93) . .	4634
101. Allemannia (93) .	4630
102. Pallanza (91) . .	4606
103. Almeria (03) . .	4606
104. Persepolis (05) . .	4566
105. Ninive	4560
106. Liguria	4560
107. Slavonia (00) . .	4514
108. Steiermark (11) .	4570
109. Scandia (97) . . .	4506
110. Marcomannia . .	4505
111. Ekbatana (05) . .	4573
112. Silesia (96) . . .	4489
113. Etruria (00) . . .	4437
114. Altmark (11) . .	4427
115. Arabia (01) . . .	4403
116. Saxonia (99) . .	4424
117. Ostmark (11) . .	4399
118. Nicomedia (01) . .	4391
119. Numantia (01) . .	4385
120. Mecklenburg (92) .	3453
121. Macedonia (00) . .	4312
122. Ukermark (11) . .	4312
123. Illyria (05) . . .	4281
124. Istria (05) . . .	4221
125. Secundus (Oelmotor im Bau)	4200
126. Antonina (98) . .	4010
127. La Plata (98) . .	4004
128. Nicaria (01) . . .	3974
129. Nauplia (01) . .	3966
130. Nassovia (00) . .	3902
131. Westerwald (08) .	3901
132. Spreewald (08) . .	3899
133. Frankenwald (08) .	3898
134. Dania (04) . . .	3898
135. Bavaria (05) . . .	3898

Die Flotten der Schiffsgesellschaften.

136. Primus (Oelmotor, im Bau)	3800	
137. Suevia (96) . . .	3789	
138. Spezia (95) . . .	3781	
139. Senegambia (95) .	3780	
140. Duala	3685	
141. Liberia (05) . . .	3669	
142. *Meteor (04) . .	3613	
143. Sardinia (98) . .	3601	
144. Syria (98) . . .	3597	
145. Sachsenwald (04) .	3559	
146. Palatia (12) . . .	3558	
147. Prussia (12) . . .	3557	
148. Dacia (00) . . .	3545	
149. Odenwald (04) . .	3537	
150. Sibiria (94) . . .	3535	
151. Persia (im Bau) .	3500	
152. Phoenicia (im Bau)	3500	
153. Niederwald (04) .	3490	
154. Schaumburg (92) .	3472	
155. Sarnia (92) . . .	3402	
156. Schwarzburg (91) .	3381	
157. Cheruskia (90) . .	3245	
158. Togo (93) . . .	3184	
159. Georgia (90) . .	3143	
160. Westphalia (89) .	3079	
161. Sieglinde (06) . .	3037	
162. Siegmund (06) . .	3034	
163. Constantia (90) .	3026	
164. Patagonia (90) . .	3016	
165. Calabria (89) . .	3004	
166. Venetia (90) . . .	2987	
167. Sicilia (90) . . .	2926	
168. Karthago (96) . .	2863	
169. Sparta (99) . . .	2819	
170. Graccia (90) . .	2799	
171. Parthia (96) . .	2728	
172. Troja (96) . . .	2720	
173. Bolivia	2646	
174. Savoia (89) . . .	2614	
175. Lome (88) . . .	2583	
176. Virginia (89) . .	2552	
177. Assyria (89) . . .	2530	
178. Edea (03) . . .	2486	
179. *Staatssekretär Kraetke (05) .	Chines. Küstendienst (ohne Arzt)	2009
180. Loongmoon (96)		1971
181. Lycemoon (90)		1925
182. Sui Mow (07) .		1857
183. *Präsident (05)		1849
184. Sikiang (07) .		1840
185. Gouverneur Jaeschke (00) .		1738

Ausserdem im Bau ein Schwesterschiff zu Imperator und Vaterland. Der Rest der Tonnage erstreckt sich auf einen neuen und andere Seebäderdampfer, Elbedampfer, See- und Flussschlepper, Barkassen, Dampferboote, See- und Flussleichter, sowie besondere Fahrzeuge.

Die 12 erstgenannten Dampfer sowie Nr. 17—19, 21, 22 haben I., II. Kajüte (vielfach III. Klasse) und Zwischendeck, Nr. 25, 26, 28, 29 Zwischendeck und I. Kajüte, Nr. 13—16, 53 und 54 Zwischendeck und II. Kajüte.

Nur Zwischendecker haben Nr. 20, 40, 41, 61, 70, 72, 87, 102, während folgende Dampfer noch Kajüte dazu haben: Nr. 42, 43, 47—52, 55, 67, 94—101, 126, 127, 131—135, 143—146, 149, 153, 154, 156, 161, 162, 164, 166, 170, 176 u. a.

Sämtliche Dampfer führen Fracht. Viele Frachtdampfer haben einige Kajütskammern, zählen aber nicht zu den Passagierdampfern.

Victoria Luise und Meteor haben nur I. Kajüte.

Flotte des Norddeutschen Lloyd (889183 Br.-R.-T.).
(Nach dem Verzeichnis vom 1. Januar 1913.)

1. *Columbus . ca.	36000
2. *Neubau[1] . „	36000
3. *GeorgeWashington	25570
4. *Kronprinzessin Cecilie	19503
5. *Kaiser Wilhelm II.	19361
6. *Berlin	17324
7. *Prinz Friedrich Wilhelm	17082
8. *Kronprinz Wilhelm	14908
9. *Kaiser Wilhelm d. Grosse	14349
10. *Grosser Kurfürst .	13102
11. *Bremen	11540
12. *Barbarossa . . .	10984
13. *Prinzess Alice	10981
14. *Prinzess Irene . .	10893
15. *Königin Luise . .	10785
16. *Friedrich d. Grosse	10771
17. *König Albert . .	10484
18. *Rhein	10058
19. *Main	10058
20. *Neckar	9835
21. *Prinz Ludwig . .	9687
22. *Derfflinger . . .	9144
23. *Bülow	8965
24. *Kleist	8959
25. *Yorck	8909
26. *Lützow	8826
27. *Goeben	8800
28. *Prinz Eitel Friedrich	8797
29. *Scharnhorst . .	8388
30. *Sierra Ventana .	8262
31. *Sierra Salvada .	8250
32. *Sierra Nevada . .	8235
33. *Sierra Cordoba .	8226
34. *Gneisenau . . .	8185
35. *Roon	8174
36. *Zieten	8021
37. *Seydlitz	8008
38. *Cassel	7642
39. *Chemnitz . . .	7542
40. *Brandenburg . .	7532
41. *Breslau	7524
42. *Frankfurt . . .	7431
43. *Köln	7409
44. *Hannover . . .	7305
45. *Schleswig . . .	6955
46. Eisenach	6757
47. Coburg	6750
48. Gotha	6653
49. *Prinz Heinrich . .	6636
50. *Prinzregent Luitpold	6595
51. Elsass	6591
52. Rheinland . . .	6588
53. Giessen	6583
54. Sigmaringen . . .	5710
55. Helgoland . . .	5666
56. Borkum	5642
57. *Wittekind . . .	5640
58. Tübingen	5586
59. Schlesien	5536
60. Norderney . . .	5497
61. Greifswald . . .	5486
62. Göttingen . . .	5441
63. Erlangen	5285
64. Westfalen . . .	5122
65. Hessen	5099
66. Franken	5099
67. Schwaben . . .	5098
68. Würzburg . . .	5085
69. Lothringen . . .	5002
70. Thüringen . . .	4994
71. Holstein	4932
72. Willehad	4761
73. Bonn	3969
74. Halle	3960
75. Aachen	3833
76. Crefeld	3829
77. Therapia	3781
78. *Prinz Sigismund .	3302
79. *Prinz Waldemar .	3227
80. *Coblenz	3130
81. Skutari	2867

[1]) Name noch unbestimmt.

Die Flotten der Schiffsgesellschaften.

82.	Petchaburi	2191	98.	Locksun	1657
83.	Borneo	2168	99.	Choising	1657
84.	Kohsichang	2043	100.	Paklat	1657
85.	Rajah	2028	101.	Theo Pao	1654
86.	Pitsanulok	2019	102.	Kwong Eng	1650
87.	Rajaburi	1904	103.	Chow Fa	1646
88.	Patani	1819	104.	Devawongse	1643
89.	Chiengmai	1815	105.	Samsen	1632
90.	Sandakan	1793	106.	Pongton	1631
91.	Manila	1790	107.	Anghin	1613
92.	Keong Wai	1777	108.	Machew	1600
93.	Wong Koi	1777	109.	Marudu	1514
94.	Chow Tai	1777	110.	Darvel	1508
95.	Tsintau	1685	111.	Mei Yu	1430
96.	*Mei Dah	1682	112.	Deli	1394
97.	*Mei Lee	1682	113.	*Nuen Tung	1341

Ausser diesen Ozeandampfern hat der Lloyd noch zahlreiche kleinere Dampfer unter 1000 tons, sowie das Schulschiff Herzogin Cecilie (3242 tons). Ferner befinden sich noch 18 Dampfer im Bau.

Flotte der Hamburg-Südamerikanischen Dampfschiffahrtsgesellschaft[1]) (331542 tons).

(Nach einem Verzeichnis von 1912.)

1.	Cap . . (im Bau) ca.	18400	18.	Santa Fé (02)	5342
2.	Cap Trafalgar (13) „	18000	19.	Entrerios (02)	5248
3.	*Cap Finisterre (11)	14503	20.	Cordoba (95)	4889
4.	*Bahia Castillo (13) ca.	10000	21.	Santos (98)	4855
5.	*Bahia Laura (13) „	10000	22.	Bahia (98)	4817
6.	*Cap Arcona (07)	9831	23.	Tijuca (99)	4801
7.	*Cap Vilano (06)	9467	24.	Belgrano (97)	4792
8.	*Bahia Blanca (12)	9348	25.	Petropolis (97)	4792
9.	*Buenos Aires (12)	9154	26.	Pernambuco (97)	4788
10.	*Cap Ortegal (03)	7818	27.	San Nicolas (97)	4739
11.	*Cap Blanco (03)	7523	28.	Sao Paulo (96)	4724
12.	Santa Elena (07)	7415	29.	Tucuman (95)	4702
13.	Santa Maria (07)	7401	30.	Asuncion (95)	4663
14.	Cap Verde (00)	5909	31.	Rio Pardo (05)	4587
15.	Santa Cruz (05)	5823	32.	Rio Negro (05)	4556
16.	Cap Roca (00)	5785	33.	Rio Grande (05)	4556
17.	Santa Rita (05)	5650	34.	Santa Catharina (07)	4247

1) Die beiden neuen Cap-Dampfer sind Dreischraubendampfer. 5 Dampfer im Bau.

35. Santa Lucia (07) . . 4237
36. Montevideo (01) . . . 4139
37. Santa Rosa (12) . . 3797
38. Santa Ursula (08) . 3770
39. Santa Barbara (08) . 3763
40. Santa Theresa (10) . 3739
41. Santa Anna (10) . 3738
42. Corrientes 3723
43. *Monte Penedo (Motor) 3693

44. Gutrune (06) . . . 3039
45. Gunther (06) . . . 3037
46. Desterro 2532

Einschrauben-Dampfer, im Auslande beschäftigt:
1. Presidente Mitre . 3958
2. Mendoza 3797
3. Camarones 2787

Flotte der Deutschen Dampfschiffahrtsgesellschaft „Kosmos" (ca. 167 978 tons).
(Nach dem neuesten Verzeichnis.)

1. *Roda (08) . . . 7265
2. *Heluan (09) . . . 7246
3. Ramses (12) . . . 7127
4. Luxor 7100
5. Menes 7075
6. Memphis 7074
7. Hathor (12) . . . 7060
8. Kurnak (12) . . . 7043
9. *Rhakotis (07) . . 6982
10. *Rhodopis (07) . . 6975
11. *Nitokris (06) . . 6150
12. Elkab (04) . . . 6118
13. *Negada (05) . . . 6100
14. Tanis (02) 5966
15. Osiris (02) 5952

16. Uarda (99) . . . 5751
17. Mera (00) 4797
18. Assuan (01) . . . 4793
19. Hermonthis (96) . . 4782
20. Salatis (06) . . . 4764
21. Anubis (97) . . . 4763
22. Radames 4756
23. Serapis (06) . . . 4756
24. Setos (05) 4730
25. Serak (06) 4680
26. Sakkarah (06) . . 4670
27. Sebara (07) . . . 4637
28. Sisak (07) 4608
29. Sais (05) 4258

Ausserdem 4 Dampfer im Bau.

Flotte der Deutschen Ost-Afrika-Linie (ca. 112 600 tons).
(Nach einer Liste von 1913).

1. Im Bau 8100
2. *Tabora (12) . . . 8100
3. *General (10) . . 8100
4. *Prinzessin (05) . . 6400
5. *Admiral (05) . . 6400
6. *Prinzregent (03) . 6400
7. *Feldmarschall (03) 6200
8. *Bürgermeister (02) 6000
9. Kommodore (04) . 6000
10. Usambara (03) . . 6000

11. *Kronprinz (00) . . 5700
12. Emir (11) 5600
13. Muansa (11) . . . 5400
14. Rufidji (11) . . . 5400
15. Khalif (06) . . . 5100
16. *König (96) . . . 4900
17. Markgraf (93) . . 3800
18. Präsident (00) . . 3400
19. Kanzler (92) . . . 3000
20. Somali (89) . . . 2600

Die Flotten der Schiffsgesellschaften. 93

Flotte der Woermann-Linie (ca. 148000 tons).
(Nach einem Verzeichnis von 1913.)

1. Carl Woermann (10) . 8500
2. *Gertrud Woermann (07) 7500
3. *Adolf Woermann (05) 7400
4. Eduard Woermann (03) 7400
5. Erna Woermann (02) 7300
6. Arnold Amsinck (06) 7300
7. Max Brock (07) . . 7300
8. Henny Woermann (11) 6000
9. Elisabeth Brock (12) 6000
10. Prof. Woermann (12) 6000
11. Renata Amsinck (12) 6000
12. Hans Woermann (00) 5600
13. Eleonore Woermann (02) 5100
14. Lucie Woermann (02) 5100
15. Alexandra Woermann (98) 4800
16. Aline Woermann (10) 4500
17. Lulu Bohlen (11) . . 4100
18. Henriette Woermann (04) 3700
19. Irma Woermann (01) 3500
20. Martha Woermann (02) 3400
21. Lili Woermann (02) . 3400
22. Kurt Woermann (95) 3300
23. Anna Woermann (93) 3300
24. Frieda Woermann (89) 3300
25. Jeanette Woermann (93) 3200
26. Paul Woermann (98) 3200
27. Lothar Bohlen (98) . 3200
28. Thekla Bohlen (94) . 3200
29. Linda Woermann (95) 2000

Ein Neubau von 7000 t.

Register.

Abmusterung 53.
Anmusterung 52.
Anstellungsbedingungen der Reedereien 29.
Apotheke 29, 31, 40, 54, 85.
Arztkammer 28, 57.
Aerztinnen 62.
Atlaslinie 17.
Ausländische Aerzte 7, 13, 17, 19.
Austral-Japan-Linie 13.

Bäder 62.
Bewerbungsmodus 25.
Bombay-Linie 23.
Bremen-New York 9.
Bremen-Baltimore 10.
Bremen-Boston 11.
Bremen-Philadelphia 11.
Bremen-Galveston 11.
Bremen-Canada 11.
Bremen-New Orleans 11.
Bremen-Cuba 12.
Bremen-Brasilien 12.
Bremen-La Plata 12.
Bremen-Ostasien-Australien 13.
Briefversendung 50.
Bücher 42, 44.

Chefarzt der H. A. L. 51.
Commissario regio 13.

Dauer der Reisen 9.
Defektenliste 40, 56, 70.
Deutsche Ost-Afrika Linie 23 (Schiffsliste 93).
Deutscher Schulschiffverein 34.
Dienst an Bord 10, 15, 62.
Drahtlose Telegraphie 70.

Einbalsamierung 4.
Ellis Island 70.

Fahrtunterbrechung 16.
Flotten der Reedereien 86—93.
Freifahrten 39.

Geburten 78.
Gehalt 4, 27, 30, 32.
Geisteskrankheiten 78.
Geldversorgung 39.
Genua-New York 16.
Gepäck 51, 52, 53.
Gestellungsordre 51.
Gesundheitsattest 2, 29.
Gesundheitsbeamte 71.
Getränkekompetenzen 28.

Hafenarzt 36, 52.
Häfen 8, s. Vorwort.
Hafendienst 69.
Hamburg-Amerika Linie 15.
Hamburg-Cuba-Mexiko 18.
Hamburg-Brasilien 18, 21.
Hamburg-La Plata 18, 20.
Hamburg-Westküste Amerikas 19.
Hamburg-Persien 19.
Hamburg-Afrika 19, 23, 24.
Hamburg-Boston 16.
Hamburg-Philadelphia 16.
Hamburg-Canada 16.
Hamburg-Baltimore 16.
Hamburg-Westindien 17.
Hamburg-New York 15.
Hamburg-Südamerikanische Dampfschiffahrtsgesellschaft 20 (Schiffsliste 91).

Register.

Handschuhe 48.
Heilgehilfe 62.
Heuer 32.
Heuerbureau 52.
Hitzschlag 78.
Holland-Amerika Linie 11.
Hospital 59, 60.

Impfung 63. 67, 68.
Impfrevision 68.
Infektionskrankheiten 77.
Invaliditätsbestimmungen 32.
Instrumentarium 42, 86.
Instruktionsbuch 52.
Isolierhospital 60.
Italienischer Arzt 13.
Jagd 2, 44.

Koffer 50.
Kosmos-Linie 21 (Schiffsliste 92).
Küstenlinien 14, 27, 33.

Leipziger Verband 25, 26.
Liquidationen 4, 28, 31.
Loathsome diseases 64.
Lungenleidende 77.

Magendarmkrankheiten 77.
Marseille-Genua-Alexandrien 12.
Medizinalpraktikanten 25.
Militärisches 32, 39.
Mützen 32, 48.

Nachmusterung 53.
Nautik 44.
New York-Westindien 17.
Niagara 16.
Norddeutscher Lloyd 9 (Schiffsliste 90).

Obstipation 75.
Operationen 78.

Pass 50.
Paupers 79.
Pensionierung 33.

Pflichten des Schiffsarztes 5, 26.
Photographieren 44.
Pocken 4, 65.
Post 50.

Quarantäne 65, 68.
Quarantänearzt 68, 69.
Quarantäneatteste 83.

Rapporte 71, 79.
Rechnungen 4, 71.
Rechnungsbuch 71.
Reedereien 6.
Reichspostdampfer 13, 19.
Reisekosten nach Häfen 17, 31.
Rezeptbuch 71.
Runde 65.

Schneider 46.
Schreibarbeiten 10, 70.
Schuhe 48.
Schulschiffverein, Deutscher 34.
Schwester 62.
Seefahrtsbuch 53, 80.
Seekrankheit 74.
Seemannsamt 52, 53.
Seemannsordnung 80.
Segelschiffe 7, 14, 34.
Singapore-Neuguinea 14.
Spanische Aerzte 18.
Spediteur 51.
Sprachen 18, 43.
Sprechstunden 66.
Sprechzimmer 54.
Stammtisch 14, 19.
Stellung des Arztes 30, 72, 73.

Tagebuch 70, 71.
Tauglichkeit 2, 29.
Todesfälle 77.
Trachom 64.
Tropenanzüge 47.
Tropenhygienische Kurse 32, 40.
Tropenkrankheiten 3, 27, 28, 42, 73.
Turnhallen 62.

Unfallversicherung 32, 39.
Uniform 28, 30, 32, 45.
Untersuchung der Mannschaften 63.
Untersuchung der Zwischendecker 63.
Urlaub 29, 70.

Vergnügungsfahrten 14, 19.
Verheiratete Schiffsärzte 2.
Verpflichtungsdauer 27.
Versicherungen 32, 38.

Vertrauensärzte 63.
Vertretung 38.

Wäsche 49.
Wäschegelder 32.
Woermann-Linie 24 (Schiffsliste 93).

Zahl der Schiffsärzte 8.
Zahnleiden 77.
Zeugnisse 73.

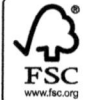

MIX
Papier aus verantwortungsvollen Quellen
Paper from responsible sources
FSC® C105338

If you have any concerns about our products,
you can contact us on
ProductSafety@springernature.com

In case Publisher is established outside the EU,
the EU authorized representative is:
**Springer Nature Customer Service Center GmbH
Europaplatz 3, 69115 Heidelberg, Germany**

Printed by Libri Plureos GmbH
in Hamburg, Germany